传统医学宝库丛书

孟竞璧　总主编

外治鼻祖——疗法临床图解

高俊虹　辛娟娟　陆凤燕　编著

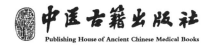中医古籍出版社

Publishing House of Ancient Chinese Medical Books

图书在版编目（CIP）数据

外治鼻祖：砭石疗法临床图解/高俊虹，辛娟娟，陆凤燕编著．
—北京：中医古籍出版社，2022.9
（传统医学宝库丛书/孟竞璧总主编）
ISBN 978 - 7 - 5152 - 1975 - 2

Ⅰ．①外…　Ⅱ．①高…　②辛…　③陆…　Ⅲ．①砭刺法 - 图解
Ⅳ．①R245. 31 - 64

中国版本图书馆 CIP 数据核字（2019）第 292778 号

传统医学宝库丛书

外治鼻祖——砭石疗法临床图解

编著　高俊虹　辛娟娟　陆凤燕

责任编辑　郑　蓉
文字编辑　张　威
封面设计　韩博玥
出版发行　中医古籍出版社
社　　址　北京市东城区东直门内南小街 16 号（100700）
电　　话　010 - 64089446（总编室）　　010 - 64002949（发行部）
网　　址　www. zhongyiguji. com. cn
印　　刷　河北文曲印刷有限公司
开　　本　710mm×1000mm　1/16
印　　张　17.75
字　　数　212 千字
版　　次　2022 年 9 月第 1 版　2022 年 9 月第 1 次印刷
书　　号　ISBN 978 - 7 - 5152 - 1975 - 2
定　　价　78.00 元

《传统医学宝库丛书》编委会

总主编 孟竞璧

副主编 喻晓春　朱元根

编　委 （按姓氏笔画排序）

于　栋　　王莹莹　　刘乃刚　　辛娟娟

李春颖　　李彩芬　　尚晓玲　　张和平

陆凤燕　　赵　宏　　钟梅泉　　高俊虹

霍　金

序

中医学素有"良丁（高明的医生）不废外治"的说法。

作为中医外治法之一，砭石疗法为中华民族的繁衍昌盛做出了巨大贡献。湖南长沙马王堆汉墓出土的帛书《脉法》有"以砭启脉者，必如式，痈肿有脓，则称其小大而为之砭"的记载，就是用砭刀刺破血脉来治疗痈肿。

汉成帝河平三年（公元前26年），刘向组织针灸学家在继承《素问》五脏理论的基础上，创立了十二经脉气血运行的理论体系，指导中医针灸医疗实践几千年而不衰。《灵枢·九针十二原》记载："余子万民，养百姓，而收其租税。余哀其不给，而属有疾病。余欲勿使被毒药，无用砭石，欲以微针通其经脉，调其血气，营其逆顺出入之会。令可传于后世，必明为之法，令终而不灭，久而不绝，易用难忘。"东汉服虔明确指出："季世复无佳石，故以铁代之。"说明砭石疗法或已失传，而针灸疗法迅速发展。明代《金针赋》总结了针刺的十四种手法，流传至今，久盛不衰，并已走向世界。

西周《礼记》已有疡医用手法和工具治疗伤痛和骨折的相关记载，但医家治疗骨伤病却未在《黄帝内经》记载。东汉医家华佗发明了麻沸散，施骨外科手术的故事流传于世。中华人民共和国成立后，骨伤名医尚天裕著《中西医结合治疗骨折》，记述了中医治疗骨伤科疾病相关内容。

唐代有用苎麻蘸水施刮法治疗"沙证"的记载。到元代，危亦林专著《世医得效方》记有治疗"沙证"之法：用苎麻蘸水于颈项、两肘臂、两腕膝等处施以刮法，待见到血凝，皮肤现粟粒状红点之后，覆盖衣被，吃少量粥汤，汗出而愈。之后朱震亨撰有《丹溪心法》，将"沙证"改称"痧证"并流传于世。

拔罐疗法很多老人都会用，以竹、瓷、玻璃为罐，将硬纸点燃放入罐中排气，然后将罐立即叩到酸麻胀痛部位，使皮肤表面红肿发紫，但不出血，或针刺穴位后将罐叩上，以排毒血，达到通经活络、消肿止痛的目的。但留罐时间不宜过长，必须注意观察，以防出现水泡，造成感染。

20世纪40年代，武汉名医孙惠卿以《灵枢·官针》中"扬刺者，内正一，旁内四，而浮之，以治寒气之博大者也"为依据，创立了七星针。用不锈钢针组成"内三，两旁二"的一束，再将竹筷子打洞，将针柄固定其中，使针尖齐平，如七星并列，故名，之后又改称梅花针，因其疗效奇佳，在两湖地区名声远扬。

耳针疗法在我国古代已有应用，明代出现了世界上第一张耳部穴位图。法国学者学习了我国经验，绘制成近代的耳穴图。之后，我国学者又汇总了我国古代和国外的经验，将耳针研究和应用大大向前推进。耳针疗法具有简、便、廉、效又无不良反应的特点，近年来国外掀起了耳针研究的热潮，国际交流广泛开展。我国也制定了耳穴名称与定位的国家标准，并成为制定国际标准的基础，使耳针疗法得到进一步推广和普及。

现代微创手术的发展启发了朱汉章医师，他努力钻研，将不锈钢三棱针加以改造，制成小针刀，开展小针刀微创手术，在慢性经筋粘连性疾病的治疗上取得较理想的疗效。小针刀是中西医结合的产物，它的发明促进了传统针具的新发展，为中医学宝库中的外治法创新做出了贡献。

1987年，在中国首届艺术节上，大禹时期的文物泗滨浮石以其美妙的声音震惊世界，同时引起中医界兴奋，它被认为极有可能是失传两千年的制作砭具的佳石。经检测，泗滨浮石制成砭具在指背每擦一次可发射超声波脉冲达3698次，其频率范围为2万~200万Hz。采用先进远红外线探测仪探测，泗滨浮石制成的砭具在最大量程14.5μm处其辐射能量密度仍保持高值，将砭块置于距体表1cm处，可使体表温度增高2℃以上，提示砭石具有极远红外线辐射，可加快血流速度，改善微循环。据此，笔者请时任中国针灸学会常务副会长的李维衡教授和有关专家验证后，特请领导批准成立中国针灸学会砭石分会。

《传统医学宝库丛书》编写的宗旨是继承发扬传统医学，为大众健康服务，我们力求做到图文并茂，突出实用性，以利于广大喜爱中医外治法的读者学习和施治参考。书中如有疏漏或不当之处，敬请同道给予指正。

孟竞璧

2019 年 12 月

砭石疗法是我国先民在新石器时代发明的济世救人的诊疗技术，它为中华民族的繁衍昌盛做出了巨大贡献。据《黄帝内经》记载，以砭针为首，针、灸、药、导引、按跷五大支柱构成了完整的中医治疗体系。可惜，砭石疗法在东汉以后逐渐失传。近年来，在一些地质学家和中医学者的共同努力下，以泗滨浮石为原料制作的砭石器具开发成功，古老的中医砭术治疗学得以重新焕发青春，并在临床实践中显示出独特的治疗和保健效果。特别是在中国针灸学会的领导下，砭石与刮痧专业委员会正式成立，标志着曾经是中医治疗体系五大支柱之一而又长期失传的砭石疗法又回到了中医的大家庭，其作为中医学的一种重要外治方法正在重新被人们所认识和接受。

砭石疗法具有无创、痛苦小、循经刺激、方向性强、操作简便等优点，尤其对缓解各种疼痛有很好的作用，它的安全性和易用性使砭石作为一种良好的绿色保健用品进入千家万户，具有极高的推广价值。古朴的砭术作为绿色健康疗法，在当今人类追求更高生活品质、注重养生保健和美容美体的需求下，充分体现了其不可替代的优越性。

为了使砭石疗法更好地服务于大众，编者在参考了大量相关资料的基础上，结合临床实际应用，以"实用""通俗"为原则，编写了本书。本书通过图文并茂的形式详细介绍了砭石疗法的基本操作方法、注意事项和常见病的砭石临证疗法等，此外还侧重介绍了保健养生及美容等方面的内容，其理论严谨，可操作性强，期望本书能对从事砭石疗法的同行有所帮助。

　　特别感谢中国中医科学院针灸研究所孟竞璧研究员对于本书编写及出版的大力支持与帮助。

　　我们也衷心希望本书的出版能为砭石疗法的普及推广起到积极的作用，并使广大人民群众可以从中受益。由于编者的学识和经验有限，书中难免出现疏漏和错误，还望各位同仁批评指正，以便再版时修订。

高俊虹

壬寅立秋于北京

第一章　砭石疗法的发展简史及其理论基础

第一节　发展简史

砭石疗法又称砭术，产生于新石器时代，是一种利用石器治疗疾病的方法，也是世界上最早的治疗方法之一。这种以石治病的方法，其起源的具体时期已不易考证，但在石器时代已用砭石疗病这一事实则是可以确定的。《山海经》里有"医源于砭"的说法。在现存的古代文献中，如汉代服虔氏的《春秋左氏传解》《南史》，唐代李贤的《后汉书》，释玄应的《一切经音义》等书，均追述了在金属工具出现以前以石治病的传说。从人类学观点来看，这些传说应当是符合客观史实的一种可靠记录，而出土的石器则进一步证实了砭石疗法产生于新石器时代的推论是成立的。这些石器中，具有圆、钝、平、扁等特征者，均可供按、压、揉、搓之用；具有尖、削、细、长等针形特征者，均具有点刺、划刮体表之功能；具有刃口特征者，均可作为切割、放血、排脓之工具。

石器时代的人类已经掌握了使用火种和用岩石制作工具的生存技能。在人类发展的过程中，石器工具除了被用于自卫及获取食物外，还很自然地被用于治疗各种疾病，如将用火烤过的石头放在腹部，可以缓解因饮食不当而造成的腹痛；用一定形状的石头刮擦、叩压体表，可缓解肢体关节的疼痛；用有刃口的石头切割排脓，可治疗痈疡。可以说，砭石疗法的产生是从一种无意识的自发行为逐渐发展成为一种有意识的自觉行动。

文字出现以后，有关砭石的记载日益增多，如《素问·异法方宜论》中曰："故东方之域，天地之所始生也。鱼盐之地，海滨傍水，其民食鱼而嗜咸，皆安其处，美其食。鱼者使人热中，盐者胜血，故其民黑色疏理，其病皆为痈疡，治宜砭石，砭石者亦从东方来。"说明了砭石疗法出于东方。在马王堆汉墓帛书《脉法》中云："用砭启脉者必如式，痈肿有脓，则称其大小而为之砭。"这说明人体经脉是在用砭石治病的过程中发现的，进一步说明了砭石疗法历史的久远。在《史记·扁鹊仓公列传》里记载："疾之居腠理也，汤熨之所及也；在血脉，针石之所及也；其在肠胃，酒醪之所及也。"这说明古人对砭石治病有十分明确的定位，即治疗病在血脉。《黄帝内经太素》云："气盛血聚，未为脓者，可以石熨，泻其盛气也。"这强调了砭熨的适应证。在《史记·扁鹊仓公列传》里有一段汉文帝召问淳于意关于文王患病不起的情况，淳于意告诉汉文帝，文王的疾病与年龄和身体过度肥胖有关，对于肥胖的治疗，"当调饮食，择晏日，车步广志，以适筋骨肉血脉，以泻气。故年二十，是谓易贸。法不当砭灸，砭灸至气逐"，指出对于20岁左右的年轻人来讲，身体肥胖的状况是容易改变的，但不应当随意施以砭石和灸疗，以致正气被驱逐，精气神离散而亡，这里指出了砭石治疗的禁忌证。在《古今图书集成·医部全录》中有一段东汉太医丞郭玉论治病之难易的论述，其中谈道："腠理至微，随气用巧；针石之间，毫芒即乖。神存于心手之际，可得解而不可得言也。"这里指出了用针刺、砭石这样的外治法也不得有丝毫的误差。民国时期出版的《砭经》云："砭之诀：一曰点，点非针也，点其中而不必刺其体；二曰熨，熨似灸也，熨其外而不必灼其肤；三曰摩，摩即按也，摩其周而不必振其骨。"讲述了砭石的几种用法并概括了施术要点。又云："水者，温石于水，以保其热也。""火者，煨于灰，以传其热也。"介绍了加热砭石的两种具体操作方法。在《史记·扁鹊仓公列传》里记载了具体医案，即著名的扁鹊使虢国太子起死回生一案："扁鹊乃使弟子子阳厉针砥石，以取外三阳五会。有间，太子苏……故天下尽以扁鹊为能生死人。扁鹊曰：'越人非能生死人也，此自当生者，越人能使之起耳。'"这里所讲的厉针砥石，即研磨针石，此石即砭石。可见，古人对砭石疗法从产地到用途、从适应证到禁忌证、从操作方法到具体医案，已形成了一套完整的体系，从而使古砭疗法名副其实地成为中医学体系的一个组成部分。成书于春秋战国时期，集古代医学之大成的《黄帝内经》一书，记载了以砭针为首的针、灸、药、导引、按跷等中医治疗体系五大支柱，构筑了辉煌的中医学殿堂。

古代医家在《灵枢·九针十二原》假借黄帝之名云："余子万民……属有疾病……无用砭石，欲以微针通其经脉，调其血气……令可传于后世，必明为之法，令终而不灭……先立针经。"医家们逐渐放弃砭石疗法，使之逐渐退出医学界。到东汉时代，华佗精通针、灸、药，发明麻沸散，在酒服麻醉下开展外科手术，又在导引术指引下，创立了保健体操——五禽戏，唯独没提到砭石疗法。正如东汉学者服虔称："季世复无佳石，故以铁代之。"说明砭石疗法已失传两千年了。

20世纪30年代，有祖传砭术世家韬光居士，假托药王孙思邈后裔砭道人之名，自费出版《砭经》一书以济世救人。由于历史的局限性，本书并未达到继承绝学的目的。直到 1986 年，山东音乐家杨浚滋先生发现了泗滨浮石，引起了中医界的关注。其后它被制成了砭具，经耿乃光教授等人进行检测，发现砭石每摩擦指背一次，超声波脉冲平均发射 3698 次，具有极远的红外线辐射，证实了《砭经》中"砭之效，惟动与热直达病所之奥"的论述。1997 年 6 月 30 日《中国中医药报》登载了《发掘中国古老的砭术疗法》一文后，引起了国内外中医学界的高度重视，日本针灸界立即派出以井上惠美子为首的考察团来中国考察砭术，回日本后即办班培训砭术师，并成立日本砭术学会。特别值得提出的是，中国中医科学院针灸研究所孟竞璧教授为泗滨浮石砭石的研究提供了可靠的科学数据。他在人体试验中发现泗滨浮石砭石具有远红外线辐射作用，可以使人体和动物体表温度升高 $1 \sim 2 ℃$，灵璧石和玉石对照组并未出现体表温度升高现象。借此，孟竞璧教授会同中国针灸学会副会长贺普仁教授和砭具考古权威、古医文献泰斗马继兴教授申请成立砭石学术团体，后经上级部门批准，在中国针灸学会领导下成立砭石分会筹备组，并于 2001 年 10 月 20 日召开首届全国砭石学术研讨会。会议收集论文 48 篇，包括文献考古、临床医疗保健、实验研究和砭石物性等几个方面，这些内容恢复了《黄帝内经》所记载的中医学完整框架。这次大会对失传两千多年的砭石疗法得以重新在现代科学研究基础上推广、复兴具有重要的历史意义。随着中国针灸学会砭石与刮痧专业委员会的成立，砭石疗法真正得以复兴。

新的时代产生了当代医学无法治愈的现代文明病，如疲劳综合征、电脑综合征和人体各部急性肌肉痉挛性疾病等，但这些疾病却可在中国最古老的砭术治疗下得以痊愈。近年来，临床或科研领域已取得了一定成果，恢复了《黄帝内经》所记载的中医学完整框架。当代砭石疗法建立在现代科学研究的基础上，具有无创、简便、易学、无污染等特点。实验证实，具有独特超声波脉冲和极远红外线的泗滨浮石砭具作用于患者后，可发生生化和热效应，改善亚健康状态。砭石疗法因其具有适用证广、疗效显著、操作简单、易于掌握、使用安全、无副作用、超前诊断、经济实用等特点而越来越为广大人民群众所接受和喜爱，此疗法具有很好的发展前景。

第二节　理论基础

砭石疗法是以中医基础理论尤其是经络理论为指导的外治法。砭石作用于经络及腧穴之上，可促进血流速度，改善微循环。砭石与针灸疗法是中医治疗学的重要组成部分，基本原理都是以中医经络、腧穴理论为基础，但二者相比，砭石更安全，更容易被患者所接受。

一、经络学说

"经络"一词最早见于《灵枢·邪气脏腑病形》，文中说："阴之与阳也，异名同类，上下相会，经络之相贯，如环无端。"经络是经脉和络脉的总称。古人发现人体上有一些纵贯全身的路线，称之为经脉。经，有路径之意。经脉贯通上下、沟通内外，是经络系统的主干。同时，古人还发现这些路线上还有一些分支，称这些分支为络脉。络，有网络之意。络脉是经脉别出的分支，较经脉细小，纵横交错，遍布全身。经络内属于脏腑，外络于肢节，是人体各部（脏腑）之间的联系通道，即体表之间、内脏之间以及体表与内脏之间，通过经络系统的联系而构成一个有机的整体，并使人体各部的功能得以保持协调和相对平衡。

研究经络系统的生理功能、病理变化及其与脏腑之间关系的理论，称为经络学说。它是中医学分析人体生理、病理和对疾病进行诊疗的主要依据之一，也是中医基础理论中最重要的组成部分。

（一）经络系统的构成

人体的经络系统是由十二经脉和奇经八脉，以及附属于十二经脉的十二经别、十二经筋、十二皮部、十五络脉和难以记数的孙络、浮络所构成。

关于经络系统的组成及其功能分类，见图 1-1。

十二经脉：为主干，内属脏腑，外络肢节，运行血气，濡养筋骨。

十二经别：补充十二经脉的血气不足，沟通表里两经，并加强与脏腑联系。

督脉：总督全身阳气，属于脊髓到皮层中枢。

任脉：统领诸阴，属于神经-垂体-生殖轴-靶细胞。

冲脉：统领诸阴，属于神经-垂体-非生殖轴-靶细胞。

带脉：四街之代表，属于神经节段。

阴维脉 阳维脉：调节意识功能。其病，则一过性意识丧失，可产生扑倒癫痫。

阴跷脉 阳跷脉：调控人体左右两侧稳态平衡。其病，则足内翻或足外翻。

十二经筋：以十二经为纲纪，属筋肉系统和外周神经系统。

十二皮部：以十二经为纲纪，属外周屏蔽和外周感受系统。

十五络脉：属于静脉系统，动、静脉吻合支等。

其他络脉：包括浮络、孙络。存在于组织之间，具有沟通表里经、加强十二经脉气血循环灌注的作用。

图 1-1　经络系统

（二）经络的功能及应用

1. 经络的生理功能

（1）联系作用：《灵枢·本脏》云："夫十二经脉者，内属于脏腑，外络于肢节。"人体是由五脏六腑、四肢百骸、五官九窍、皮肉脉筋骨等组成的，它们虽各自有不同的生理功能，但又共同进行着有机的整体活动，使机体内外、上下保持协调统一，构成一个有机的整体。这种整体作用主要是依靠经络的沟通和联络而实现的。十二经脉及其分支纵横交错，入里出表，通上达下，相互络属于脏腑，奇经八脉联系沟通十二经脉、十二经筋、十二皮部，联络筋脉皮肉，从而使人体的各个脏腑、组织、器官有机地联系起来，构成了一个表里上下彼此之间紧密联系、协调共济的统一体。

（2）感应作用：经络不仅具有运行气血、营养物质的功能，而且还有传导信息的作用。所以，经络也是人体各组成部分之间的信息传导通道。当肌表受到某种刺激时，刺激量就沿着经脉传于体内有关脏腑，使该脏腑的功能发生变化，从而达到疏通气血和调整脏腑功能的目的。脏腑功能活动的变化也可通过经络而反映于体表。经络循行四通八达而至机体每一个局部，从而使每一个局部成为整体的缩影。我们常说的针刺中的"得气"和"行气"现象，就是经络传导感应作用的表现。

（3）濡养作用：《灵枢·本脏》曰："经脉者，所以行血气而营阴阳，濡筋骨，利关节者也。"人体各个组织器官都需要气血的濡养，才能维持各自正常的生理活动。而气血就是通过经络循环贯注而通达全身，发挥其营养脏腑组织器官、抗御外邪、保卫机体的作用。

（4）调节作用：经络能运行气血和协调阴阳，使人体功能活动保持相对的平衡。当人体发生疾病时，出现气血不和及阴阳偏盛偏衰的证候，可运用针灸、推拿、拔罐等治疗方法以激发经络的调节作用，以"泻其有余，补其不足，阴阳平复"（《灵枢·刺节真邪》）。实验已证实，针刺有关经络的穴位，对各脏腑有调节作用，即原来亢进的可使之抑制，原来抑制的可使之兴奋。

2. 经络学说在砭石疗法中的应用

（1）阐释病理变化：在正常生理情况下，经络有运行气血和感应传导的作用。所以在发生病变时，经络就可能成为传递病邪和反映病变的途径。"邪客于皮则腠理开，开则邪入客于络脉，络脉满则注于经脉，经脉满则入舍于脏腑也"（《素问·皮部论》）。由于脏腑之间有经脉沟通联系，所以经络不仅是外邪从皮毛腠理内传于五脏六腑的传变途径，还可成为脏腑之间病变相互影响的途径。如足厥阴肝经挟胃、注肺中，所以肝病可犯胃、肺；足少阴肾经入肺、络心，所以肾虚水泛可凌心、射肺。至于互为表里的两经，更因络属于相同的脏腑，因而使互为表里的一脏一腑在病理上常相互影响，如心火可下移小肠；大肠实热、腑气不通时，可使肺气不利而引起喘咳胸满等。

通过经络的传导，内脏的病变可以反映于外，表现于某些特定的部位或与其相应的官窍。如肝气郁结常见两胁、少腹胀痛，是因为足厥阴肝经抵小腹、布胁肋；胃火炽盛可以出现牙龈肿痛；肝火上炎会导致目赤等。

（2）指导疾病的诊断：由于经络都有一定的循行部位和脏腑络属，可以反映所属脏腑的病证。因而，在临床上，可根据疾病所出现的症状，结合经络循行的部位及所联系的脏腑，作为诊断疾病的依据。例如，两胁疼痛多为肝胆疾病，缺盆中痛常是肺的病变。又如头痛一证，痛在前额者，多与阳明经有关；痛在两侧者，多与少阳经有关；痛在后头部及项部者，多与太阳经有关；痛在巅顶者，多与厥阴经有关。中医经典著作之一《伤寒论》里的六经辨证体系，就是在经络学说的基础上发展起来的。在临床实践中，古人还发现了在经络循行的通路上，或在经气聚集的某些穴位处，有明显的压痛或有结节状、条索状的反应物，或局部皮肤的形态变化，也往往有助于疾病的诊断。正如《灵枢·官能》中说的"察其所痛，左右上下，知其寒温，何经所在"，就指出了经络对指导临床诊断的意义和作用。

（3）指导疾病的治疗：经络学说还被广泛地用以指导临床各科的治疗，特别是对针灸和砭石疗法等外治法，具有重要指导意义。

中医的外治法，主要是根据某一经或某一脏腑的病变，而在病变的邻近部位或循行的远隔部位上取穴，通过外在治疗方法，以调整经络气血的功能活动，从而达到治疗的目的。而治疗部位或穴位的选取，就必须按照经络学说进行辨证，判定疾病属于何经后，根据经络的循行分布路线和联系范围来选取，此为"循经取穴"的依据。

二、腧穴理论

腧穴是人体脏腑经络之气输注于体表的部位，通俗来说就是外治法治疗疾病的刺激点。古汉语里，腧与"输"相通，有转输、输注的含义，而且"腧"从肉旁，所以，腧穴的本义即是指人体脏腑经络之气转输或输注于体表分肉腠理和骨节交会的特定孔隙。故《灵枢·小针解》曰："节之交，三百六十五会者，络脉之渗灌诸节者也。"《灵枢·九针十二原》对腧穴的论述中也指出："节之交，三百六十五会……所言节者，神气之所游行出入也。"因此，古代文献中对腧穴有"砭灸处""节""会""骨孔""气穴""孔穴"等不同称谓，俗称

"穴位"。

腧穴不仅是脏腑经络之气达于体表的部位，还是人体气血汇聚之所，也是中医外治法常用的治疗部位。它既是"神气之所游行出入"的门户，又通过经脉通道与脏腑之气相通。所以，脏腑经络气血功能的病理变化常可在体表相应的腧穴引起各种反应；反之，在腧穴施行砭石疗法，也可通过经络通道内达脏腑，直趋病所，发挥其补泻或调整作用而产生治疗效果。

（一）腧穴的分类及功能

腧穴可分为经穴、经外奇穴、阿是穴和耳穴四类。

1. **经穴**　经穴又称为十四经腧穴，是十二经脉和任脉、督脉循行路线上的腧穴，是全身腧穴的主要部分，共计 362 个。这些腧穴因为分布在十四经循行路线上，所以与经脉关系密切，不仅具有主治本经病证的作用，而且能反映十四经及其所属脏腑的病证。

2. **奇穴**　凡未归属于十四经脉、定位明确、有特定疗效的腧穴，称为奇穴，又因其在十四经以外，故又称为"经外奇穴"。它是在阿是穴的基础上发展起来的，其中有明确位置且有名称的称为"有名奇穴"，仅有明确位置但尚未定名的则称为"无名奇穴"。这类腧穴的主治范围比较单一，多数对某些病证有特殊疗效，如百劳穴可治瘰疬、四缝穴可治小儿疳积等。

3. **阿是穴**　单就"阿"字而言，根据《汉书·东方朔传》颜师古注解，是"痛"的意思，因其按压痛处，病人会"阿"的一声，故名为"阿是"，《黄帝内经》有言"以痛为腧"。这类腧穴是病证在体表上的反应点，既无具体名称，也无固定部位，而是以痛处为穴，往往随病而起，直接进行针刺或艾灸，病痛即失。部分阿是穴往往有比较固定的位置，治疗效果显著。

4. **耳穴**　耳穴是分布于耳郭上的腧穴，也可以叫作反应点、刺激点。当人体内脏或躯体发生疾病时，往往会在耳郭的一定部位出现局部反应，如压痛、结节、变色等。利用这一现象可作为诊断疾病的参考，且刺激这些穴位往往也可以防治疾病。耳与脏腑经络有着密切的关系，各脏腑组织在耳郭均有相应的反应区（耳穴），故刺激耳穴对相应的脏腑有一定的调治作用。

腧穴虽有不同的分类，但它们之间又互有联系。不少奇穴位于十四经脉上，以后便归属于经穴。不少阿是穴经过反复实践，确定其部位和主治作用，之后加以命名者，又成为奇穴。因此，腧穴的分类在医学史的发展过程中并不是绝对的，它们相互补充，不断发展，共同形成腧穴的体系。

人体各主要部位腧穴及其主治，参见图 1-2 至图 1-6。

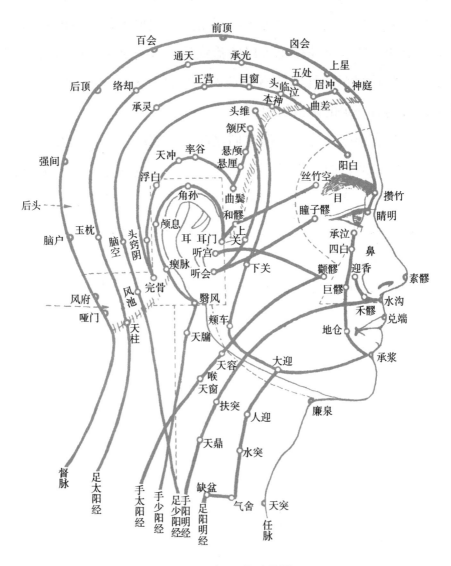

图1-2　头、颈部穴位图

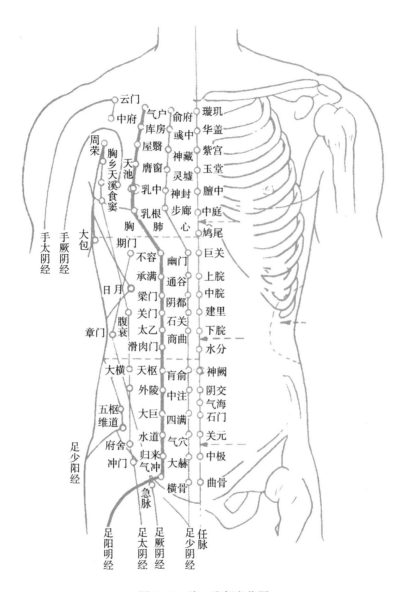

图 1-3　胸、腹部穴位图

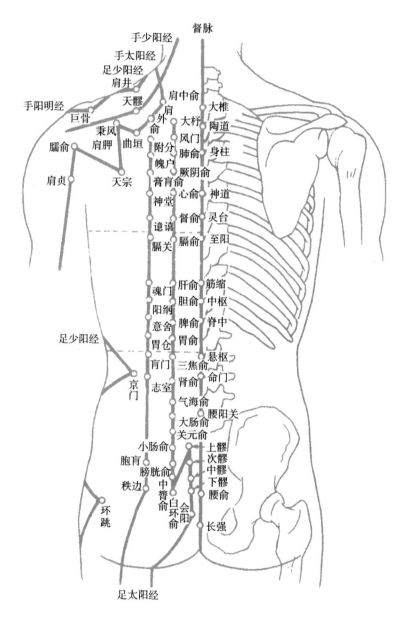

图1-4 肩背部穴位图

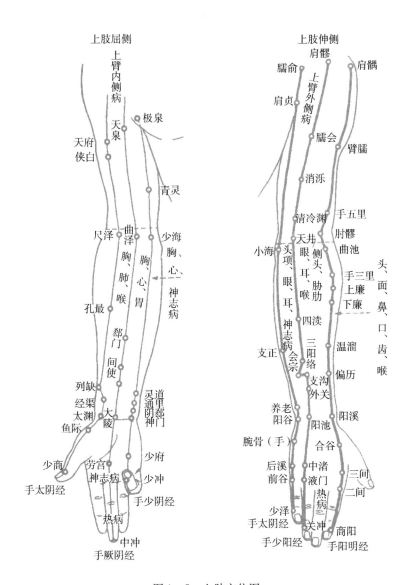

图 1-5　上肢穴位图

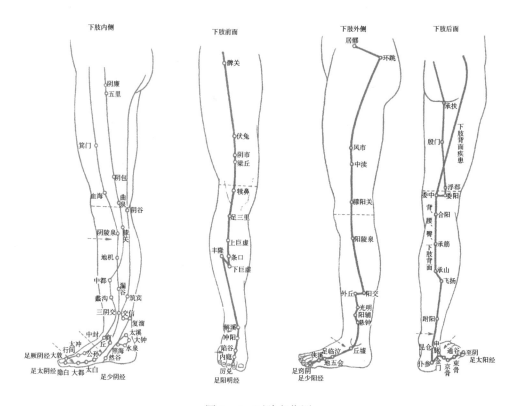

图1-6　下肢穴位图

（二）腧穴的作用

腧穴的作用与脏腑、经络有密切关系，主要表现在以下两个方面。

1. **反映病证，协助诊断**　《灵枢·邪客》里说："肺心有邪，其气留于两肘；肝有邪，其气留于两腋；脾有邪，其气留于两髀；肾有邪，其气留于两腘。"明代医家张介宾《类经》里记载："凡病邪久留不移者，必于四肢八溪之间有所结聚，故当于节之会处，索而刺之。"说明腧穴在病理状态下具有反映病候的作用。如患有肺脏疾患的人，常可在肺俞、中府等穴有压痛感、过敏反应及皮下结节。因此，临床上常用指压背俞穴、募穴、郄穴、原穴的方法，察其腧穴的压痛、过敏、肿胀、硬结、凉热，以及局部肌肉的软坚虚实程度，并审其皮肤的色泽、瘀点、丘疹、脱屑以及肌肉的隆起、凹陷等情况来协助诊断疾病。

2. 接受刺激，防治疾病　《素问·五脏生成》里说："人有大谷十二分，小溪三百五十四名，少十二俞，此皆卫气所留止，邪气之所客也，针石缘而去之。"指出腧穴不仅是气血输注的部位，也是邪气所客之处所。腧穴防治疾病的关键就是进行适当的刺激以通其经脉，调其气血，使阴阳归于平衡，脏腑趋于和调，从而达到扶正祛邪的目的。

（1）近治作用：是一切腧穴的主治作用所具有的共同特点，腧穴均能治疗该穴所在部位及邻近部位、组织、器官的病证。如胃部的中脘、建里、梁门诸穴，均能治疗消化不良、腹泻等。

（2）远治作用：是十四经腧穴主治作用的基本规律，尤其是十二经脉在肘、膝关节以下的腧穴，不仅能治疗相关的局部病证，而且能治疗本经循行所涉及的远隔部位的组织、器官、脏腑的病证，有的甚至具有影响全身的作用。如足三里穴不但能治疗下肢病证，而且对调整消化系统的功能，甚至对人体免疫系统等方面都具有很好的作用。

（3）特殊作用：临床实践证明，对某些腧穴进行针灸、砭石等刺激，对机体的不同状态可起到双向性的良性调节作用。如心动过速时，刺激内关穴能减慢心率；心动过缓时，刺激内关穴又可使之恢复正常。此外，某些腧穴的治疗作用还具有相对的特异性，如大椎穴退热、至阴穴矫正胎位等。

第二章　砭石疗法的常用器具

第一节　常用砭具的分类

依照砭具对人体的作用、功能和安全程度，可将砭具大致分为四类。

1. **按摩砭具**　用于按摩、点穴，在正常使用过程中不会对人体造成伤害。按摩砭具的特点是：①应用砭石的物理特性，对人体进行宏观按摩（力学按摩）和微观按摩（超声按摩）；②依靠人体的自身体温加热砭石；③设计成各种形状，便于安全、有效地进行按摩。

常见的类型有：砭球、砭砧、椭圆砭石、砭棒、砭锥、砭板。

2. **温熨砭具**　用于热疗、热敷，其形状确保这类砭具不会对人体造成机械性损伤，但在使用过程中应注意防止烫伤。温熨砭具的特点是：①应用砭石的远红外特性，对人体进行红外理疗；②采用各种方法加热砭具，以适当增强其远红外辐射强度。

常见的类型有：砭块、复扣热水袋、复扣电热宝、电热砭。

3. **割刺、罐疗砭具**　用于排脓、刺穴、放血、挑痧、刮痧和罐疗。割刺、罐疗砭具的特点是：①应用砭石的物理特性对人体进行治疗；②使用割刺、罐疗砭具会对人体造成轻微损伤。

常见的类型有：砭刀、石针、砭罐、砭石刮痧板。

4. **砭石的其他制品**　包括服饰（砭石扣、砭石手镯、砭石手串、砭石项链、砭石戒指和砭石佩）、用具（泗滨浮印、泗滨浮砚、泗滨浮石镇纸、砭石梳）和乐器（泗滨浮磬、石琴）。

第二节　常用砭具的简介及应用

1. **砭铲**　砭铲（图 2 – 1）一般长 110mm、宽 55mm、厚 10mm，重 130g，适用于刮法和擦法。

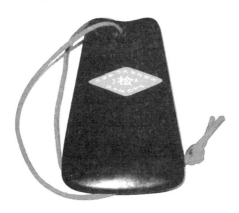

图 2 – 1　砭铲

2. **砭镰**　砭镰（图 2 – 2）一般长 200mm、宽 55mm、厚 10mm，重 150g，适用于刮法、擦法、抹法和缠法。

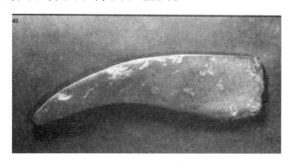

图 2 – 2　砭镰

3. **砭板** 常用的砭板有鱼形砭板（图2-3）、肾形砭板（图2-4）两种。鱼形砭板的外形与短砭镰相同，差别是短砭镰凸边厚凹边薄，鱼形砭板凸边薄凹边厚，而肾形砭板呈肾形。砭板用于刮法和擦法，鱼形砭板还可用于点法和划法。

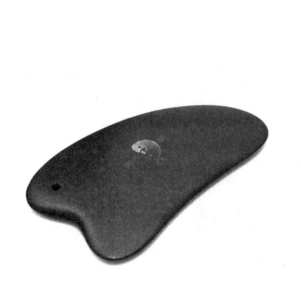

图2-3 鱼形砭板

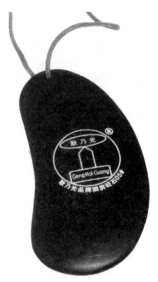

图2-4 肾形砭板

4. **椭圆砭石** 椭圆砭石（图2-5）一般长120mm、宽70mm、厚20mm，重250g，用于砭术摩法、擦法、叩法、刮法、温法和清法。

5. **砭砧** 砭砧（图2-6）一般长85mm、宽50mm、厚18mm，重220g，用于砭术摩法、擦法、叩法、刮法、点法、揉法、温法和清法。

6. **砭锥** 砭锥用于砭术的点按法，还可用于擦法和滚法。常用的有大砭锥（图2-7）、小砭锥（图2-8）和T型砭锥（图2-9）。

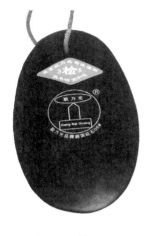

图 2 - 5　椭圆砭石

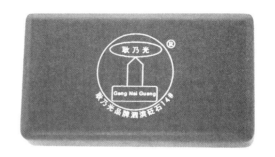

图 2 - 6　砭砧

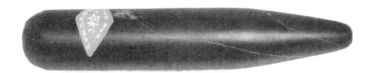

图 2 - 7　大砭锥

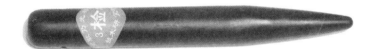

图 2 - 8　小砭锥

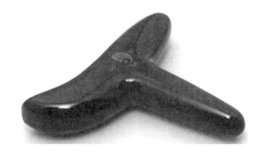

图 2 - 9　T型砭锥

7. 砭石扣　砭石扣（图 2 - 10）一般直径为 30mm、厚 3mm，重

8g，中部有两个小孔，可穿绳挂在胸前当作砭石佩使用，是组成多种砭石保健服饰的基本元件。

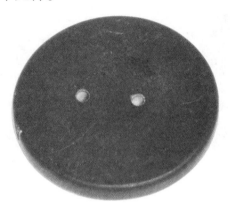

图 2 - 10　砭石扣

砭石扣在人体上的分布依据布扣八法，可有单行法、并行法、主僚法、对感法、接续法、环绕法、配伍法和阵图法。

8. **电热砭**　将电热元件粘结在各种砭具上形成各种电热砭（图2 - 11），如电热砭块、电热砭砧、电热砭板、电热砭锥等，可用温控器控制加温与保持恒温。

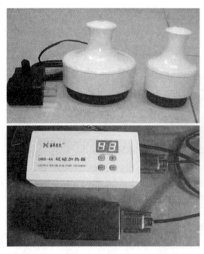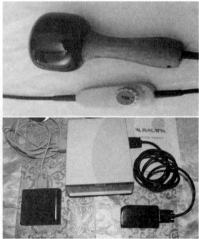

图 2 - 11　电热砭

9. 砭轮 砭轮（图 2 - 12）是一种圆饼状的砭具，一般直径为 50mm、厚度为 10mm，重量约 50g。砭轮的中心有一个小孔，便于夹持，用作循经的滚法。

10. 砭球 砭球（图 2 - 13）是球形砭具，一般直径为 50mm，重 200g。两个球为一组，可在掌中把玩。泗滨浮石砭球除用作优质健身球外，在砭石手法中亦可广泛应用，特别是用砭球施叩法在消除疲劳方面有极佳的效果。

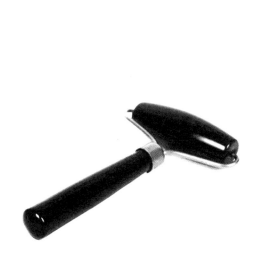

图 2 - 12　砭轮

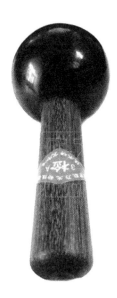

图 2 - 13　砭球

11. 砭石梳 砭石梳（图 2 - 14）是用泗滨浮石制成的梳子。人体的头部分布着六条经脉的 48 个穴位，经常梳头刺激这些穴位有益于健康。

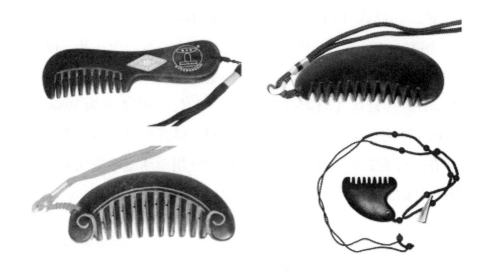

图 2 - 14　砭石梳

12. 砭擀指　用泗滨浮石制成的直径约 3cm、高约 16cm 的圆柱体。将圆柱体前部 3cm 磨成直径 2～2.5cm 的砭擀指（图 2 - 15），其顶部呈斜向，似拇指形即可。多用于治疗各种筋证、痛证、脏腑经络病证。

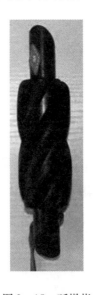

图 2 - 15　砭擀指

第三章　砭石疗法的基本操作方法和注意事项

第一节　基本操作方法

砭石疗法是根据临床治疗疾病的需要，采用泗滨浮石制作成各种形态的砭具，然后充分利用砭石活动时所发出的超声波，使砭石吸纳于局部的同时，促进体表温度的改变，从而调整局部和全身功能状态，促使机体从病理向生理状态转变，以达到治疗目的。砭石治疗必须根据患者疾病部位和病证的不同，而采用特定的技巧动作，来达到治疗的目的。

砭石疗法的操作要求持久、有力、柔和、均匀、逐渐加重。所谓"持久"，是指砭石的技法操作能按要求持续一段时间；所谓"有力"，是指砭石技法要有一定的力量，这种力量要根据患者的体质、病症和病变部位等不同情况而增减；所谓"柔和"，是指在砭石技法操作时，要轻而不浮，重而不滞，用力不可生硬粗暴，变换动作时要流畅自然；所谓"均匀"，是指砭石技法操作时要有节奏性，不可时快时慢，或时轻时重；所谓"逐渐加重"，是指在砭石技法操作时由轻逐渐加重，反复操作，使患者有一定的适应性。

砭石疗法的操作方法种类很多。根据砭石疗法的特点和动作形态及其作用命名的原则，将砭石疗法的操作方法归纳为按压类、摩擦类、摆动类、振动类，现将其分述如下：

一、按压类操作技法

根据患者病情需要，医生选择相应的配方原则和部位，将砭棒、砭锥、砭板、砭擀指或复合砭板用于肢体及其他部位，进行单式或复式手法操作，称按压类手法。本类手法包括按、点、压。

（一）按法

1. 操作要领　按法（图3-1，3-2）的施行是手握砭锥、砭棒、砭擀指或砭板等砭具与人体接触后，继续由浅层逐渐向深层按压组织，以达到一定的强度而产生胀、酸、微痛感，并可使这些感觉进行线性传导。

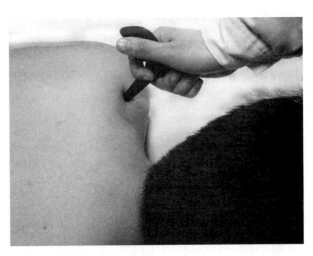

图3-1　医者用砭锥施按法

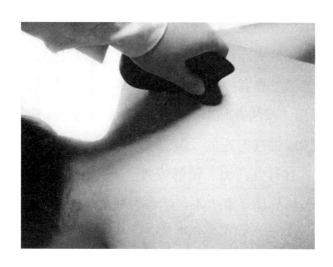

图 3 - 2 医者用砭板在经穴线上施按法

2. 具体操作方法

（1）补法：用手握砭棒、砭锥或砭擀指、砭板等各种砭具，直接与人体的局部经穴接触后，用力按压，使患者感到微痛或沉酸胀麻，然后缓慢提起。本法操作的要点是疾按徐提，可出现循经感觉传导扩散，以患者尚能忍受为度，在不离开皮肤的条件下反复操作，这种方法称为补法。

（2）泻法：将上述砭具直接与人体局部经穴接触后，用力缓慢按压砭具，使患者感到沉酸胀麻，然后快速向外提起砭具。本法操作的要点是徐按疾提，在不离开皮肤的前提下反复按压，使人体保持重度酸胀麻的感觉，这种方法称作泻法。

（3）平补平泻法：用于外伤性病证。例如，经络病证不虚不实时，将上述砭具与人体局部腧穴接触后，用力按压砭具，使患者有沉酸胀感，其提按力度的上下幅度相等。这种提按技法称作平补平泻法。

砭石操作技法可根据患者的体质、性别、砭石刺激后的耐受程度和病情需要，又分为强刺激、中度刺激和弱刺激三种刺激强度。

3. **注意事项** 关于刺激量的决定因素，除了医生以砭石治疗时所施加的强度外，还取决于患者对砭石治疗点按力度的耐受性，如按的力度很轻，却能激发患者强烈的酸沉胀和麻感，仍视为强刺激。

4. **临床应用** 按法在临床上常与提按法相结合来应用，组成疾按徐提、疾提徐按或提按匀速的反复操作的复合技法，按法适用于全身各部的经穴，具有行气活血、镇静安神、通经活络止痛等作用，如头痛、胃脘痛、肢体疼痛、麻木不仁等各种病症常用本法治疗。

（二）点法

1. **操作要领** 用砭擀指尖、砭板尾端、砭锥尖部点在体表经络上的穴位施力，逐渐加大力度，点压深部肌肉的痛点。

点法与按法的区别：点法作用面积小，刺激量更大。

2. **临床应用** 本法刺激性很强，使用时要根据患者的具体情况和操作部位酌情用力，常用在肌肉较薄的骨缝处乃至全身的穴位，"以痛为腧"治疗各种疾病，具有活血行气、通经活络、消肿止痛的功能。

（三）压法

1. **操作要领** 将砭具与人体接触后，再加以一定压力，使砭具压迫人体相关经络、穴位，以达到更强的效果。压法施行中砭石与人体接触，既可以直接接触，也可以间接接触。大多数砭石器具均可用压法，最常用的砭具有砭擀指、砭棒、砭块、砭砧、复合砭板等。压法的具体操作方法分述如下：

（1）单压：指砭具自重加压或医生手拿砭具进行加压的两种方法。

1）操作方法：应用砭块的重量较大，把它放在人体患部时可施以较长时间的压力，特别是急性痛症，经砭具加压可以起到良好的治疗效果。

2）临床应用：本法刺激柔和。使用时要根据患者的具体情况和操作部位酌情用力，常用在肌肉较薄的间隙处，脘腹痉挛性疼痛、腰部疼痛、痹证常用本法治疗，具有活血止痛、开通闭塞、调整内脏功能的作用。

（2）对称性挤压法：应用时，双手各拿一个砭具同时挤压机体对称性肌群。

1）操作方法：指医生的双手各拿一个砭具，对项部、胸腰部的穴位同时向脊柱方向挤压，由轻到重，也可反复挤压，以患者耐受为度。如脏腑病证采用俞穴、募穴对称挤压，以调节两侧肌肉和脏腑的失衡。

2）临床应用：本法适用于头部、颈项部、四肢及背脊，具有活血、行气、散瘀、止痛的作用。

（3）推压法：采用砭擀指、砭棒、复合砭板，有单推压和对称性推压，作用方向有顺经推压或逆经推压两种，刺激量较大。

1）操作方法：手拿砭具沿着人体的骨骼或肌肉方向的凹陷处推压。左手固定穴位对应处，右手持砭具压在穴位处，向预定方向斜推加压，用补泻推压法，加强刺激量。

2）临床应用：本法常应用于骨骼凹陷处的穴位，具有活血止痛、散瘀开结的功效。

（4）自然压法：选用大砭块（可加热）直接放置在病患部位，或患者直接俯卧、仰卧在砭块上治疗疾患。

2. 临床应用　如脏腑、经络和经筋等虚寒证，以泗滨浮石特有的极远红外线辐射达到行气活血、散瘀解肌的目的。

二、摩擦类操作技法

摩擦类手法是指医者手持砭具将其贴附于体表做直线或环旋类运动的操作手法。本法包括摩法、擦法、推法、搓法、抹法等。

（一）摩法

1. **操作要领** 用手拿砭板或砭棒附着于一定治疗部位，通过肩关节在前外方向的小幅度环转，使着力面在治疗部位做有节律的环形平移摩擦。

2. **临床应用** 本法刺激轻柔和缓，是胸、腹及胁部的常用操作技法，适用于脏腑疼痛、食积胀满、气滞及胸胁胀痛等病证，具有和中理气、消积导滞、消瘀止痛、调节胃肠功能等作用。

（二）擦法

1. **操作要领** 医者手拿砭具表面接触皮肤，将光滑的表面贴于患部，然后手持砭具对患部进行摩擦。由于泗滨砭石十分光滑，除患者有外伤外，一般不会对患者造成伤害或使患者感到疼痛。有外伤处不宜使用擦法，因擦法对人体产生弱刺激。除此以外，也可用循经的擦法。

2. **临床应用** 本法多应用于胸胁、腹部、腰部、肩背部及下肢等部位，具有活血散瘀、消肿止痛、补虚泻实、调和血气、温经通络、健脾和胃等作用，可用于内脏虚损、积滞及血气运行功能失常的病证。

（三）推法

1. **操作要领** 手握砭具，令其紧贴体表，着力于一定的部位上进行单方向的直线移动。用力要稳，速度要缓和而均匀，慢速向前推进，按病证和病变部位反复施以推法。

医者用砭板向上施推法（图3-3）。在背俞穴施推法，以检查压痛点、结节或索状物等。

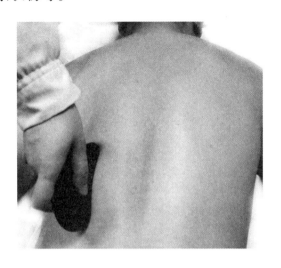

图3-3　用砭板施向上推法

医者双手各拿一砭板在患者前额部正中线向左、右两边同时施分推法（图3-4）。

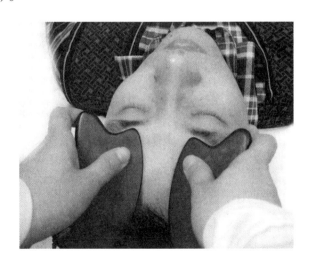

图3-4　向左右两边施分推法

医者双手各握一圆砭石从患者背部向季胁部施揉法或推法，以疏肝利胆；或从前季胁向背部施揉法或推法，以活血养肝（图3-5）。

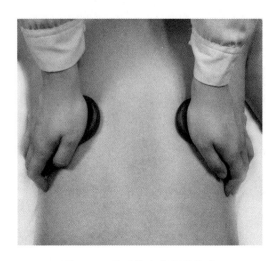

图3-5 从季胁向背部施推法

2. 临床应用 在人体各部位均可使用，主要是能够提高肌肉的兴奋性、促进血液循环，以达到疏肝利胆、活血养肝、理筋活络的作用。

（四）搓法

搓法是指用双手各拿砭板或砭尺着力于施术部位，相对用力做快速交替或往返搓动的一种方法。

1. 操作要领 用双手各拿一砭块或砭尺夹住圆柱形肢体和胸腹部，相对用力做快速搓揉，同时做上下往返移动。操作时要双手用力对称，搓动要快，移动砭板要均匀搓动。

2. 临床应用 适用于腰背、胁肋及四肢部，以上肢最为常用，一般可作为砭石治疗的结束手法，具备调和血气、舒筋活络、调节和松弛肌筋紧张的作用。

（五）抹法

抹法是指将砭具平伏按于施治部位后，以均衡的压力抹向一边的方法。

1. **操作要领**　用单手或双手拿砭具（如砭板、砭擦指尖等砭具）的缘部紧贴皮肤，用力做上下或左右往返移动。操作时用力要轻而不浮，重而不滞。

2. **临床应用**　本法常用于改善头、额、面部及颈部的症状，头晕、头昏、头痛及颈项强痛等常用本法配合治疗（图3-6）。

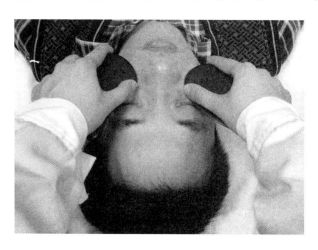

图3-6　抹法

三、摆动类操作技法

以拿砭具的腕关节为中心做协调性连续摆动的技法，称摆动类的砭石操作技法。本类技法包括一指禅法、滚法、揉法、擀法和弹拨法。

（一）一指禅法

1. **操作要领**　用手拿砭擦指、砭板尾角部分着力于一定的部位或穴位上，腕部放松，悬腕肘关节略低于手腕，以肘部为支点，前臂做主动摆动，带动腕关节，要摆动自如，一般尺侧低于桡侧，使手握砭具的力量持续地作用于治疗部位上，压力、频率、摆动幅度要均匀，动作要灵活，操作摆动频率控制在每分钟 120～160 次。

2. 临床应用　本法接触面积较小，但渗透度要大，可适用于全身穴位，临床常用于头面、胸腹及四肢等处。常用本法，可达到舒筋解肌、通经活络、调和营卫、消积祛瘀、健脾和胃的目的，用于治疗头痛、胃痛、腹痛、消化不良、泄泻及关节筋骨疼痛等疾患。

（二）滚法

1. 操作要领　滚法是利用砭锥、砭棒、砭板等砭具，将四个掌指端直接接触最痛处，或于肌紧张敏感处加压，由腕关节的左右摆动或前臂的上下运动复合而成。摆动时做有序的向上或向下滚动。操作时要注意肩、臂尽可能放松，以肘关节带动砭具在体表上滚动（图 3 - 7）。

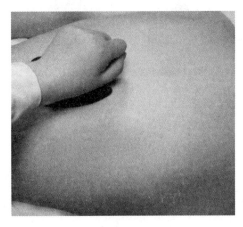

图 3 - 7　滚法

2. 临床应用　滚法按压力度强，接触面积较大，适用于肩、背、腰及四肢等肌肉较丰厚的部位，可用于风湿疼痛、麻木不仁、肢体瘫痪、运动功能障碍等疾患的治疗，具有舒筋解肌、行气活血、滑利关节、缓解筋腱韧带痉挛、增强肌肉韧带活动的功能。

（三）揉法

在皮肤的一定部位或经脉的经穴上，腕部放松，以肘部为支点，用前臂做圆形摆动，带动腕部做轻柔缓和的摆动的方法，称为揉法。本法操作时，刺激量较小，压力要协调而有节律。一般速度每分钟120~160次。揉法分为指揉法和圆砭石揉法（包括1/4圆砭石揉法、半圆砭石揉法、全圆砭石揉法）。

1. **操作要领**　手握圆砭石的圆面或砭锥的锥头直接接触病患部位或穴位处，腕部放松，以肘部为支点，前臂做圆形摆动，带动腕部做轻柔缓和的摆动。

（1）指揉法：医者用砭擀指指腹或砭锥的锥头按在患者压痛点或穴位表面，使皮下组织随之旋动，揉动时根据具体情况，力度由轻到重，频率可快可慢，由浅而深做不间断地回旋揉动。多用于小面积损伤，或用于穴位处。

（2）1/4圆砭石揉法：相当于鱼际肌揉法。医者手握圆砭石用手腕部或无名指和中指紧贴患者肌肤病患部位做回旋揉动。多用于脊柱两侧及肢体（图3-8）。

（3）半圆砭石揉法：相当于掌根揉法。医者手握圆砭石紧贴在患处皮肤上做圆形旋转，操作要随患部面积大小轻轻旋转，幅度由小到大，力度由轻到重，作用部位较大、较深。多用于深部软组织损伤（图3-9）。

（4）全圆砭石揉法：医者手握圆砭石紧贴患者皮肤，以肘关节为支点，不间断地呈圆形旋转，用力要柔和，逐渐加大力度，以患者病情及适应度而定。适用于颈、肩、腰、背、肌肉丰厚和较大面积损伤的治疗，如用于运动员缓解疼痛。揉时要轻柔连贯，用力时要重而不滞，以使力度达软组织深部（图3-10）。

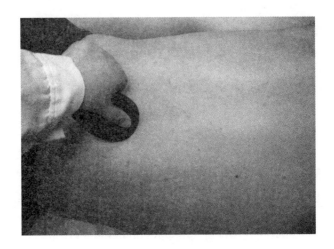

图 3 - 8 1/4 圆砭石腰肌揉法

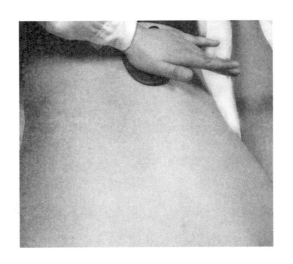

图 3 - 9 半圆砭石腰肌揉法

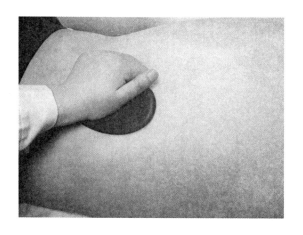

图 3 – 10　全圆砭石腰肌揉法

（5）其他：可用 T 型砭锥或砭擀指按揉足跟痛点，由轻到重，逐渐加大力度按揉（图 3 – 11）。亦可用砭锥在经穴上施按揉法（图 3 – 12）。

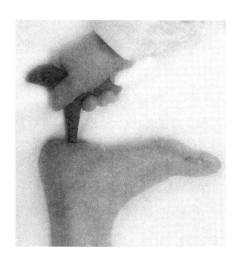

图 3 – 11　T 型砭锥按揉法（1）

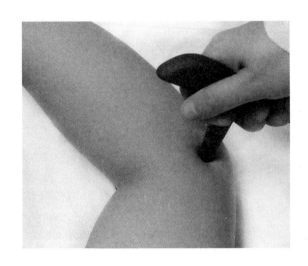

图 3-12 T 型砭锥按揉法（2）

2. 临床应用 本法轻柔缓和，刺激量小，具有宽胸理气、消积导滞、活血祛瘀、消肿止痛等作用，适用于全身各部，常用于治疗脘腹疼痛、胸闷胁痛、便秘、泄泻等胃肠疾患，以及因外伤引起的红肿疼痛、大小不同的软组织损伤等证。

（四）擀法

擀法分轻（顺）擀法和重（逆）擀法。

（1）轻擀法：将砭擀指的螺纹陡坡朝前施擀法，螺旋纹圆面先触及皮肤，接触体表面积大，压强小，称为轻擀法或顺擀法，主要用于女性和肌层薄者。

（2）重擀法：将砭擀指的螺纹陡坡朝后（腕部）施擀法推压，顶尖先触及皮肤，接触体表面积小，压强大，其压力可达骨，称为重擀法或逆擀法，主要用于男性患者的肌肉丰厚处。

（五）弹拨法

弹拨法是指用砭板尾角部和砭擀指尖部弹拨肌筋的操作方法。

用手拿砭板或砭擀指，将砭板尾角或砭擀指尖部放置在纵行肌筋的两侧，或肌束痉挛的条索状物两头的细部，开始做轻度慢速的横向弹拨，逐步向挛缩的肌腹加速弹拨；因弹拨时可能引起患者剧痛反应，故起始力度要轻，以患者能够耐受为度，一般随着弹拨，肌筋痉挛可逐渐缓解，疼痛也逐渐减轻。

1. 操作要领　首先需要解除肌肉损伤、痉挛经久治不愈导致的肌肉粘连。因此，在治疗肌肉痉挛的基础上，用砭擀指尖端或砭板角深入肌肉粘连处进行摆动分筋，以剥开粘连的肌肉。

2. 临床应用　主要用于脏腑背部疾病，多用于肩周炎、上肢和下肢肌肉撕裂伤导致的肌肉粘连等。

四、振动法

手持砭具，有节奏地做上下振动的治疗方法，称作振动法。

1. 操作要领　手握砭具或双手各持一个砭具，在患处做有节奏的上下振动。亦可在压法和刺法的实施过程中加上振动法，可将震颤传向人体的内部深处，有助于人体内脏的调理。振动法中砭具振动的频率应与患者的心率或脉搏保持一致，心脏部位一般禁用振动法。

2. 临床应用　本法在四肢部位最常用，以治疗过程中的循经振动，增强砭石循经性和循经感应，以提高治疗效果，具有镇静安神、醒脑宁心、和中理气、调节肠胃功能等作用。

五、叩击法

利用砭具连续叩打人体各部的操作方法，称作叩击法。

1. 操作要领　所有的中小型砭具都可以用来实施叩击法，最常用的有砭尺、砭砧、圆头砭棒、砭刀、砭锥和复合砭板等。叩击的力量不宜过大，叩打的频率力求与患者的脉搏相适应。实施叩法有助于人体的气血流动，帮助患者消除疲劳，排出体内的热毒和多余脂肪。叩击法的力度施于四肢时可大一些，施于躯体时要轻。头部施叩击法时力度要很轻，心脏附近不能使用叩击法。

2. 临床应用　叩击法常用于腰背部、臀部和四肢的肌肉丰厚处，具有舒筋活络、调和气血、解痉止痛的作用。在进行繁重的体力活动、长途旅行或运动员比赛之后，施用叩击法消除疲劳的效果较好。

3. 注意事项　对老年人、骨质疏松者和儿童最好不施叩击法，防止骨折。

六、刮法

利用砭具刮擦人体皮肤表面的操作方法，称作刮法。

1. 操作要领　刮法与擦法不同之处在于：擦法是应用砭具的边缘擦拭人体，而刮法是应用砭具的棱、边、刃刮拭人体表面。二者相比，擦法触及面积大、力量小，而刮法触及面积小、力量大。

刮法分为直接刮法、间接刮法和刮痧法，实施时砭具直接接触皮肤。在使用带刃的砭铲实施刮法时，为了避免伤及皮肤，在人体被刮部位垫上布或丝绸织物，实施间接刮法。

可用于实施刮法的砭具很多，如砭砧的棱部，适用于宽度较大的刮法，在人体上形成大面积的刮拭。砭棒的平端边缘适用于宽度较小的刮法，称作点刮，在人体上做循经刮法和按穴刮法。砭轮以及泗滨浮石佩都是良好的侧刮法用具。

2. 临床应用　由于刮法具有清热解表、宣泄热毒的作用，外感头痛、咽喉肿痛时，可在额头、颈项等局部用刮具侧缘刮至紫红，胸部疾病可根据所属经脉及其相连的络脉实施刮法，以通经活络、行气活血、散瘀止痛。

七、划法

划法是指用砭具沿着体表经络方向划动的一种操作方法。

1. **操作要领**　首先是辨证论治，判断病证的虚实，在病证相关的经脉循行线上做循经划法。划法与刺法的不同之处在于不必按穴实施。划法与循经擦法不同的地方是使用了尖锐的砭具因而触及的皮肤面积较小，压力大，刺激强，在排毒宣热方面较擦法更有效。

施行划法时，先将砭具的锥部与人体接触，使它与人体表面垂直，再沿经脉线前进，使砭擀指倾斜45°角，然后开始做循经的划法。

划动的速度分为速划和缓划。依据不同的治疗目的来选择实施划法的速度，逆血气方向速划泻法排泄热毒的功效较好；也可采用中速划法，或用速划和缓划交替进行的操作方法。

根据辨证的虚实，以及相关经脉络属，采用虚者顺经、随而济之为补的划法；或实者逆经、迎而夺之为泻的刮法。

用砭擀指在经脉上施划法（图3-13）。

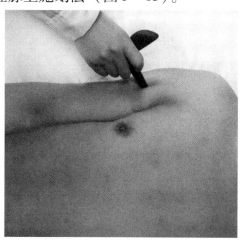

图3-13　划法

2. **临床应用** 根据中医八纲和经络辨证所诊断的中医病证，按虚实的不同，治疗内科疾病。在相关的经脉循行线上，顺经脉血气运行方向，阴（升）向上划，阳（降）向下划。也可根据五行学说的各经脉之间的生克乘侮关系，采用实者泻其子、虚者补其母的原则。如对于厥阴经病，可补水经，即选足少阴肾经，顺肾经血气运行的方向，向上划。

在划法中，速划为泻法，具有排毒宣热的功效，缓划为疏通经络，具有活血行气的功效。依据治疗目的的不同，可以选择实施不同的划法，根据中医"宁失其穴，不失其经"的原则，以"上肢不过肘，下肢不过膝"为重点施划的部位。

八、扭法

在压法基础上，将砭具做左右旋扭运动的治疗方法，称作扭法。

1. **操作要领** 本法采用的砭具有砭擀指、砭棒、砭板角，需根据患病部位的不同加以区别应用。如肢体局部肿胀疼痛，可用砭擀指尖在逐渐加压基础上分别向左右前后扭转；施于腰、腹部时，在痛点或敏感点上逐渐扭转、加压使刺激力度增强。

也可用砭板角插入外耳道内施旋扭法（图3-14）。

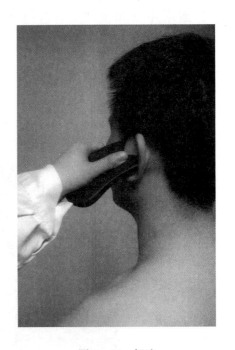

图3-14 扭法

2. **临床应用** 本法主要采用深部按摩手法，以活血化滞、消肿散瘀，适用于脾胃虚寒、胃脘痛等脏腑疾病；亦或在外耳道口施旋扭法，用以改善耳聋、耳鸣、眩晕等症状。

九、其他操作方法

（一）温法

1. **操作要点** 利用砭石的热容量特性，可施以温法和凉法。温法使用的砭具一般是将砭板、砭砧、砭块放置在有热源处，如将砭具放置在水中逐渐加热到 50~60℃ 后取出，用干毛巾缠裹，放置在人体的患部或痛处；或将砭具放置在燃尽的草木灰中加热到 50~60℃，或将砭具用火烤、日晒等方法加热，令患者仰俯或坐在加热的砭具上施治；也可将砭锥或砭轮用以上各种方法加温，在穴位上施用加温和加压相结合的治疗方法。

2. **临床应用** 温法用于脏腑虚损病证，以及经络的风寒湿三气合而致病的痹证或虚证。在脏腑的俞穴、募穴加压和按压以补虚散寒，改善脏腑之生理功能以达到治疗目的。十二经筋受到风寒湿邪侵袭导致的各种痹证，各经之间以"虚则补其母"为原则，在生克乘侮理论指导下，不仁不用可"以痛为腧"，开展砭石疗法。

（二）凉法

1. **操作要点** 凉法适用的砭具一般有砭板、砭砧、砭块等。将砭具放置在冷水或冰块中浸泡，或放置在冰箱中，使砭具变凉，取出擦干，将其放置在人体患部，如有较大砭块，可令患者坐或卧在砭具上，或用砭锥、砭块在有关经脉上做循经划线。

2. **临床应用** 凉法主要遵循热证的"热者寒之"的治疗原则，如有热毒浸淫，可做循经凉法或选穴凉法的砭石治疗。应用凉法治疗必须首先掌握中医的病机，真热证、真热假寒证最适宜采用砭石凉法治疗。

3. **注意事项** 对于阳虚阴盛、功能活动衰弱所表现的证候，多因外感阴寒之邪或内伤久病，阳气耗伤，则禁用此法治疗。

（三）闻法

闻是听的意思。通过叩击石磬发出有节律的清晰音乐，使患者心情得以放松的方法，称作闻法，多用于治疗一些心身性疾病。

临床应用 叩击石磬，在有节律的音乐中治疗智能障碍和心身性疾病（如神经衰弱、抑郁症等）。

（四）挃法

挃法即患者亲自击磬的砭术方法，并列于砭术的十六法中。孔子曾以击磬来修养身心。《论语·宪问》记载："子击磬于卫。有荷蒉而过孔氏之门者，曰：'有心哉，击磬乎。'"泗滨浮磬，其乐音（包括超声波）有极强的穿透性，能达到人体组织一定的深度，所以无论是闻磬还是亲手击磬都有益于人的身体健康。闻磬时，磬发出的声波通过空气介质传到人体。击磬时，由于磬与人体直接接触，或通过固体磬锤与人体相通，磬发出的声波传到人体时带来的能量大于闻磬的能量。正因为如此，闻法与挃法是与泗滨浮磬相关，但又有所区别的两种砭术方法。

（五）感法

感法是指砭石接近或接触人体表面，包括直接接触和间接接触两种方法，其关键是泗滨浮石制成的砭块、砭板不用手加力。叩击泗滨浮石磬时，除了发出好听的声音外，还可发出频率为 2 万至 200 万赫兹范围的超声波。用远红外线成像技术测试，在离体表约1cm可使局部体表温度升高0.5~2.0℃，个别人体表温度降低0.5℃左右。

1. 操作要点

（1）如脾气虚患者感受风寒，气喘痰多，可佩带砭板、砭佩以改善阳虚体寒的体质。

（2）如寒湿痛证的患者，可在患病部位，放置砭板或间接用砭板、砭佩、砭扣等做较长期接触治疗。

（3）如患者在某一局部存在敏感点，可用复合砭板、砭锥、砭砧等尖角部位在敏感点或特定穴位施以较长时间感法。

2. 临床应用　长期将砭板、砭扣佩戴在腰部和胸前或背部，施以感法，多用于虚寒型体质，以改善其体质，抵御寒邪侵袭。另外对一般慢性疾病，如寒喘咳嗽、脾胃虚寒、纳差、便溏等均适合长期应用感法治疗。

附：砭擀指的其他诊疗技法

砭擀指除了最常用的擀法外，还可以进行如下的诊疗技法：

（1）指法：手拿砭擀指，将指尖或指腹放置在经脉线上或穴位上做各种技法。

（2）一指禅法：手拿砭擀指放置在需要的穴位上，开始轻压，逐渐加大力度，以患者能耐受为度，产生酸胀沉麻感，使之产生的力轻重交替、持续不断地作用于穴位上。一般每分钟摆120~160次。

（3）指压法：在辨证配穴基础上施补泻法。手拿砭擀指，指尖放置在配穴上，施按法，指尖不离穴，产生酸胀沉麻感。疾按徐提，使极远红外线和超声波脉冲进入深层的为补法；相反，疾提徐按则为泻法。

（4）揉法：手拿砭擀指，将指腹放置在选经或配穴上，指腹不离皮肤做旋转活动的方法。以穴位处产生酸胀沉麻感为度，之后逐渐加大力度，特别是肿胀时加大力度以消肿止痛。

（5）指推法：手拿砭擀指放置在穴位上，指不离皮表，垂直向穴内反复施推压的方法。以产生酸沉胀感为度，一般连续推压 3 ～ 5 分钟。

（6）指推经脉法：中医辨证选经，根据针灸理论"宁失其穴，不失其经"的原则，阳经选下穴，阴经选上穴。用砭擀指施推按产生得气感后，循经推按者为补法，逆经推按者为泻法。推按时发现阳性物、痛点或条索状物又可采用"以痛为腧"为穴进行砭石治疗。

（7）指划法：将砭擀指尖沿气血运行方向施划法。其中循经施划法为补，具有补益气血的作用；逆经施划法为泻法，具有排毒宣热的功效。

（8）指铲法：将砭擀指磨成类似指甲状，以清除银屑病（牛皮癣）上皮血样渗出物，辅以拔火罐除风祛毒，以达到治疗的目的。

第二节　砭石疗法的注意事项和禁忌

砭石疗法作为一种简单、容易实施的医疗技术，在应用的同时也有一些注意事项和禁忌，我们应当在治疗时加以注意，否则会适得其反。

一、注意事项

（1）砭石疗法施术前，首先要认真询问患者病情，再根据临床诊断以确定是否为砭石疗法的适应证。还要根据患者的年龄、性别、胖瘦程度等，来确定施术皮部的范围以及腧穴的具体位置。

（2）要选择适宜的砭具，仔细检查所选定砭具是否完好，有无缺损或破裂，以免对身体造成不必要的损伤。要对砭具进行消毒，避免细菌感染。此外，利用砭石刮痧前，应先将砭石在温水中浸泡几分钟，然后手持砭石刮痧板以60°~90°角接触刮痧部位，以刮痧部位为中心，尽量扩大刮痧范围。

（3）根据所选定的皮部或腧穴，让患者处于适当的体位，如俯卧位、仰卧位、坐位、站位等。施砭的顺序一般以上部穴位为先，下部穴位为后。同时也要注意先施阳脉穴位，后施阴脉穴位。

（4）使用砭石刮痧时手法非常重要，主要在于速度与力量的把握。过重，可能会损伤皮肤；过轻，则可能达不到治疗的效果。在中医学上，"重而不板，轻而不浮"是对力量的要求，同时还要注意反复询问患者感受，观察刮过之后皮肤的变化。"快而不滑，慢而不滞"是对速度的衡量标准。过快，可能不能渗透；过慢，可能效果不明显。同时应注意进行适当的医患交流，比如，询问患者施术部位是否有疼痛的感觉，如患者有疼痛的感觉则要考虑到是否手法过重，需要进行调整，切不可使患者皮肤擦破或出现瘀血。如手法并不重而患者呼痛，应向患者解释"痛则不通，通则不痛"的医理，使其稍加忍耐，以取得良好的疗效。

（5）每个部位和腧穴的施术时间以每次10~20分钟为宜。如果是保健性质的砭术则无具体的时间规定，以患者感觉舒适、满意为标准。

（6）在治疗的过程中要特别注意室内的保温，尤其是在比较寒冷的季节。其他季节也要注意，不要让风直接吹到患者的暴露部位。在对患者进行刮痧治疗后，应嘱其30分钟内不宜洗凉水澡，同时应喝一杯温开水，休息15分钟左右再行治疗能使治疗效果更加明显。

二、禁忌

（1）有出血倾向者，不宜用出痧的方法，宜用擀、擦、揉、滚、温、闻等比较柔和的手法；有严重出血倾向者，禁用砭石疗法。

（2）化脓性炎症，有渗出溃烂的皮肤表面（如湿疹、疱疹、疔疮、痈疮等），以及各种传染性皮肤病的皮损部位禁用砭石疗法，只可在皮损处周围进行治疗。

（3）孕妇的腰腹部，女性的乳房，小儿囟门未闭合时的头部，五官及前后阴部位，皮肤过敏者，骨折、外伤、皮肤破损及新愈合的创口，下肢静脉曲张和浮肿等，这些情况禁用点、刮、刺、划、擦等较重的手法，如需要施行砭术宜用温凉、轻叩或闻感等方法。

第四章 常见病的砭石临证疗法

第一节 砭石治疗脏腑经络病证

一、头痛

【概述】

头痛是一种临床上常见的自觉症状，可见于多种急、慢性疾病中。本节所讨论的头痛，是以头痛为主要症状的独立病症，若属某些疾病过程中出现的兼症，不属本节所讨论的内容。头痛的原因很多，其痛的性质也多种多样，但究其病机总不外乎外感和内伤两大类。

【病因病机】

1. 外感头痛　多因起居不慎，坐卧当风，感受风寒、湿热等外邪，且以风邪为主。所谓"伤于风者，上先受之""巅高之上，惟风可到"。故外邪自表侵袭于经络，上犯巅顶，清阳之气受阻，气血不畅，阻遏络道，而致头痛。又风为百病之长，多夹时气而发病。若夹寒邪，寒凝血滞，络道被阻，而为头痛；若夹热邪，风热上炎，侵扰清窍，而为头痛。若夹湿邪，湿蒙清窍，清阳不展，而致头痛。

2. 内伤头痛

（1）肝阳上亢：一因情志所伤，肝失疏泄，郁而化火，上扰清窍；一因火盛伤阴，或肾水不足，水不涵木，导致肝肾阴亏，肝阳上亢，上扰清窍而为头痛。

（2）肾精亏损：多由禀赋不足，肾精久亏，脑髓空虚而致头痛；亦可阴损及阳，肾阳衰微，清阳不展，而为头痛。

（3）气血亏虚：多系饥饱劳倦，或病后产后体虚，脾胃虚弱，生化不足；或失血之后，营血亏虚，不能上荣于脑髓脉络，而致头痛。

（4）痰浊头痛：饮食不节，嗜酒肥甘，脾失健运，痰湿内生，上蒙清窍，阻遏清阳，而致头痛。

（5）瘀血头痛：外伤跌仆，或久病入络，气滞血瘀，脉络瘀阻，不通则痛，每易致头痛。

【辨证与治则】

1. 外感头痛

辨证：头痛连及项背，遇风寒加重，兼见恶风畏寒，口不渴，苔薄白，脉浮者，为风寒头痛；头痛而胀，甚则头痛如裂，兼见面目红赤，发热，口渴欲饮，便秘溲黄，脉浮数者，为风热头痛；头痛如裹，肢体困重，纳呆胸闷，小便不利，大便溏，舌苔白腻，脉濡者，为风湿头痛。

治则：祛风散寒，化湿通络，祛散外邪，通经止痛。

2. 内伤头痛

（1）肝阳上亢

辨证：头痛而眩，心烦易怒，夜寐不宁，或兼胁痛，面红口苦，苔薄黄，脉弦有力。

治则：平肝潜阳，滋水涵木。

（2）肾精亏损

辨证：头痛且空，每兼眩晕，腰痛酸软，神疲乏力，遗精带下，耳鸣少寐，舌红少苔，脉细无力。

治则：补益肾精。

（3）气血亏虚

辨证：头痛绵绵，遇劳则甚，兼见心悸怔忡，神疲乏力，面色不华，食欲不振，舌淡，苔白，脉细无力。

治则：益气养血，和络止痛。

（4）痰浊头痛

辨证：头痛昏蒙，胃脘满闷，呕恶痰涎，舌苔白腻，脉滑或弦滑。

治则：涤痰降逆，通络止痛。

（5）瘀血头痛

辨证：头痛经久不愈，痛处固定不移，痛如锥刺，或有头部外伤史，舌质紫，苔薄白，脉细或细涩。

治则：活血化瘀，行气止痛。

【处方与技法】

1. 外感头痛

处方：风池、百会、太阳、合谷、列缺、后溪。

技法：头部用顺经梳法，活血清脑，脾经、大肠经均用"迎而夺之"逆经划法或推法，重按疾提，百会用按揉法或按压的泻法。头部前额痛，施双砭板分刮法；后头痛，项背刮痧法；偏侧痛，侧头由巅顶向耳部行梳法。

随证选穴：前头痛加上星、阳白、解溪，偏头痛加率谷、头维、外关，后头痛加天柱、玉枕、束骨，头顶痛加百会、四神聪、太冲，风热者加大椎、曲池，风湿者加阴陵泉、丰隆、头维。

2. 内伤头痛

（1）肝阳上亢

处方：以足厥阴、足少阳经穴为主，取穴风池、颔厌、太冲、侠溪、三阴交。

技法：肝经、胆经用"迎而夺之"或划或推，行徐按疾提之泻法。脾经顺经用疾按徐提之补法，肾经用足心温补法，巅部施凉法。

随证选穴：胁痛口苦者加阳陵泉，睡眠不宁者加内关。

（2）肾精亏损

处方：以背俞穴及足少阴肾经穴为主，取穴百会、脑空、肾俞、悬钟、太溪。

技法：俞穴、募穴或足少阴肾经均用补法或温补法。

随证选穴：腰酸痛者加腰眼，遗精带下加关元、三阴交，少寐者加神门、心俞。

（3）气血亏虚

处方：以督脉、足阳明、足太阴经穴及背俞穴为主，取穴百会、心俞、脾俞、足三里、三阴交。

技法：顺经划或推，背俞穴用疾按徐提之补法或用砭块加温的温补法；用砭梳从发际向头顶逆梳，以促进颅脑血氧供给。

随证选穴：心悸怔忡者加神门、大陵，食欲不振者加中脘。

（4）痰浊头痛

处方：以任脉、足阳明经、太阴经穴为主，取穴头维、太阳、中脘、合谷、丰隆。

技法：用"随而济之"顺经或划或推，行补法，或用疾按徐提之补法；中脘用砭角向下或向左下、右下运气，以宽中理气、化痰；头部用砭梳顺经梳，促进血气运行，清脑止痛。

随证选穴：胸闷者加膻中，呕恶者加内关。

（5）瘀血头痛

处方：以手阳明、足太阳经穴和阿是穴为主，取穴头部阿是穴、膈俞、合谷、三阴交。

技法：头部用砭梳顺经梳，促使颅脑血气运行；阳明经"迎而夺之"逆经或划或推，行泻法；脾经或脾俞用补法。

随证选穴：眉棱骨痛加攒竹，或手握砭板施分刮法，或从头顶向前额梳。偏头痛加太阳、头维，后头痛加天柱、玉枕，头顶痛加四神聪。

二、面痛

【概述】

面痛指面颊抽掣疼痛，疼痛突然发作，呈阵发性、放射性电击样剧痛，如撕裂、火灼一般，患者常用手疾按或搓揉患部以减轻疼痛。本病发作时间很短，数秒或数分钟后自行缓解，但连续在数小时或数天内反复发作。如果任其发展，日久则越来越频繁，疼痛程度越来越重，病情顽固，自愈者少。疼痛常起于面部某处，可因吹风、洗脸、吃饭、说话等刺激而发作，此处称扳机点。

【病因病机】

1. 风寒型　风寒之邪袭于阳明经脉，寒性主收引，凝滞筋脉，气血痹阻，遂致面痛。

2. 风热型　风热病毒，浸淫面部，影响筋脉气血运行，瘀滞筋脉，而致面痛。

【辨证与治则】

1. 风寒型

辨证：风寒型多因受寒引起，痛处遇寒则甚，得热则轻，鼻流清涕，苔白脉浮。

治则：祛风散寒，舒筋通络。

2. 风热型

辨证：多在感冒发热之后，痛处有灼热感，流涎，目赤，流泪，苔黄腻，脉浮数。

治则：疏散风热，舒筋通络。

【处方与技法】

处方：眼部痛取鱼腰、阳白、攒竹、头维、风池；上颌痛取四白、上关、迎香、合谷；下颌痛取承浆、下关、颊车，并配合扳机点强刺激。

技法：风寒型用砭板加温，在眼周围施熨法，或揉法、刮法；风热型以重按疾提施刮法、揉法，均在患者可耐受程度下刺激。

三、眩晕

【概述】

眩是眼花，晕是头晕（指自觉平衡感觉障碍），两者常同时存在。眩晕分真性眩晕与假性眩晕，前者由迷路、前庭神经、脑干和小脑病变引起，均有自身或周围景物旋转的感觉；后者只有头晕或轻度站立不稳。真性眩晕见于内耳眩晕症（梅尼埃病）、晕动病及急性迷路炎，统称为耳源性眩晕。假性眩晕见于功能性眩晕（神经官能症）、脑源性眩晕（脑血管疾病、前庭神经炎、颅内肿瘤）、药物性眩晕（使用链霉素、卡那霉素、新霉素、苯妥英钠等所致）。

【病因病机】

本症的发生，属于虚者居多，如阴虚则易肝风内动，血少则脑失濡养，精亏则髓海不足，均易导致眩晕。另外，由于痰浊壅遏或化火上蒙，亦可形成眩晕。现归纳如下几个方面：

1. 肝阳上亢　素体阳盛，肝阳上亢，发为眩晕，或因长期忧郁恼怒，气郁化火，使肝阳暗耗，风阳升动，上扰清窍，发为眩晕。肾阴素亏，肝失濡养，以致肝阴不足，肝阳上亢，发为眩晕。

2. 痰浊中阻　嗜酒肥甘，饥饱劳倦，伤于脾胃，健运失司，以致水谷不化精微，聚湿生痰，痰湿中阻，则清阳不升，浊阴不降，引起眩晕。

3. 气血亏虚　久病不愈，耗伤气血，或失血之后，虚而不复，或脾胃虚弱，不能健运水谷以化生气血，以致气血两虚，气虚则诸阳不展，血虚则脑失所养，皆可致眩晕。

4. 肾精不足　肾为先天之本，藏精生髓。若先天不足，肾阴不足或老年肾亏，或久病伤肾，或房劳过度，导致肾精亏耗，不能生髓，而脑为髓之海，髓海不足，上下俱虚，发生眩晕。

【辨证与治则】

1. 肝阳上亢

辨证：眩晕耳鸣，头痛且胀，每因烦劳或恼怒而头痛头晕加剧，兼见面部潮红，急躁易怒，少寐多梦，口苦，舌红苔黄，脉弦。

治则：平肝潜阳，补益肝肾。

2. 痰浊中阻

辨证：眩晕而头重如蒙，兼见胸闷恶心，食少多寐，舌苔白腻，脉象濡滑。

治则：化湿祛寒，调和脾胃。

3. 气血亏虚

辨证：眩晕时常发作，动则加剧，劳累即发，兼见面色白，唇甲不华，气短懒言，神疲纳减，心悸失眠，舌质淡，脉细弱。

治则：调补脾胃，补益气血。

4. 肾精不足

辨证：眩晕见精神萎靡，少寐多梦，健忘，腰膝酸软，遗精耳鸣。偏于阴虚者五心烦热，舌质红，脉细数；偏于阳虚者形寒肢冷，舌质淡，脉沉细无力。

治则：补肾益精。

【处方与技法】

1. 肝阳上亢

处方：以足厥阴、足少阳、足少阴经穴为主，取穴风池、太冲、侠溪、太溪、三阴交。

技法：足少阴肾经顺经用推法或划法；三阴交等穴用疾提徐按法；厥阴经逆经用推法或划法；从头顶顺经施梳法，促进颅脑血流循环运行。

随证选穴：耳鸣者加翳风、悬钟，头胀痛者加太阳、合谷，急躁者加内关，口苦者加阴陵泉，少寐多梦者加神门、四神聪。

2. 痰浊中阻

处方：以足阳明、足太阴和手阳明经穴为主，取穴头维、中脘、合谷、丰隆、解溪、脾俞。

技法：拇指按中脘上缘以阻气上逆，用砭擀指重按，使气向下以及左下、右下运行，以散中焦郁阻；胃经、脾经及其俞穴、募穴顺经施以推法或划法，以和胃健脾；或用温法、按揉法健脾化痰。

随证选穴：胸闷者加膻中，恶心呕吐者加内关，食少多寐者加足三里。

3. 气血亏虚

处方：以足太阴、足阳明经穴和背俞穴为主，取穴百会、足三里、三阴交、心俞、脾俞、胃俞。

技法：脾、胃两经用温补法、推法、划法，或行疾按徐提之补法；头部用逆梳法，以增加颅脑血氧供给。

随证选穴：心悸失眠者加神门，纳呆者加中脘。

4. 肾精不足

处方：以足少阴、督脉及背俞穴为主，取穴百会、风府、肾俞、悬钟、太溪。

技法：足少阴经顺经施推法，或划补法，或温补法，在督脉和背俞穴施熨法；百会用砭具温补或按揉法；用砭梳逆经向头顶梳，以补脑填髓。

随证选穴：偏于阴虚者，加照海、涌泉、神门；偏于阳虚者，加命门、关元。

四、不寐

【概述】

不寐亦称失眠，是指经常不能获得正常睡眠为特征的一种病证，一般包括难以入睡、易于惊醒、睡眠时间短于正常（早醒）这三种情况。在临床上，不寐有虚有实：虚者多属于阴血不足，重在心、脾、肝、肾；实证多因肝郁化火、食滞痰浊、心火亢盛。在治疗时，虚者补其不足，实者泻其有余。虚实夹杂者，扶正以祛邪，实证病久也可转为虚证，主要原因是精神过度紧张和兴奋，也可由于疼痛、环境不定或服用兴奋性饮料或药物引起。本病常伴有头晕、头痛、健忘以及精神异常等。

【病因病机】

1. 心脾两虚　因思虑忧愁，操劳太过，损伤心脾。心伤则阴血暗耗，神不守舍；肝伤则生化之源不足，营血亏虚，不能上奉于心，心神不安，以致不寐。

2. 阴虚火旺　久病之人或房劳伤肾者，肾阴亏耗，不能上奉于心，水不济火，阴虚火旺，热扰神明，神志不宁，因而不寐。

3. 脾胃不和　饮食不节，肠胃受伤，宿食停滞，酿为痰热，壅遏于中，痰热上扰心神，以致不寐。

4. 肝火上扰　情志所伤，肝失条达，气郁不舒，郁而化火，肝火上扰，心神不宁，从而引起不寐。

【辨证与治则】

1. 心脾两虚

辨证：夜来不易入寐，寐则多梦易醒，心悸，健忘，容易出汗，面色少华，精神疲乏，脘痞，便溏，舌质淡，苔薄白，脉细弱。

治则：补气养血。

2. 阴虚火旺

辨证：虚烦不寐或稍寐即醒，手足心热，惊悸，口干咽燥，头晕耳鸣，健忘，遗精，腰酸，舌质红，脉细数。

治则：滋阴降火。

3. 脾胃不和

辨证：睡眠不实，心中懊恼，脘痞，嗳气，头晕目眩，甚则呕吐痰涎，舌苔黄腻，脉滑而弦。

治则：化痰和胃。

4. 肝火上扰

辨证：头晕而痛，不能入眠，多烦易怒，目赤耳鸣，胁痛，口苦，舌苔薄黄，脉弦数。

治则：平肝泻火。

【处方与技法】

1. 心脾两虚

处方：以手少阴、足太阴经穴及背俞穴为主，取穴脾俞、心俞、章门、神门、三阴交。

技法：心、脾两经用顺经补法或温补法，各穴位可用温补法或疾按徐提之补法；头部用砭梳从发际向颅顶梳法。

随证选穴：多梦者可加太溪，健忘者可加百会、神堂。

2. 阴虚火旺

处方：以手少阴、手厥阴、足少阴、足厥阴经穴为主，取穴太溪、太冲、神门、大陵。

技法：均用循经划法或推法，穴位用补法，以滋阴养肝血；手厥阴经及其穴位用泻法。

随证选穴：眩晕者可加风池，或用逆经梳法，促进颅脑血氧供给；耳鸣者可加听宫，将砭板角插入外耳道施扭法；遗精者可加肾俞、志室。

3. 脾胃不和

处方：以任脉、足阳明、足太阴经穴为主，取穴中脘、丰隆、足三里、厉兑、隐白。

技法：中脘用一指禅或按揉，行平补平泻法；脾经用补法健脾，胃经用泻法以消食和胃，其他经穴均用平补平泻法。

随证选穴：呕吐加内关，头晕加合谷、太阳。

4. 肝火上扰

处方：以足少阳、足厥阴、手少阴经穴为主，取穴行间、侠溪、风池、神门。

技法：肝经、胆经用"迎而夺之"逆经施划法或推法，各腧穴用徐按疾提之泻法；心经及其腧穴均用补法。

随证选穴：耳鸣者可加中渚、翳风，砭板角插入外耳道施扭法5～10分钟；目赤者可加太阳、迎香。

五、郁证

【概述】

郁证是由于情志不舒、气机郁滞所引起的一类病证，主要表现为心情抑郁，情绪不宁，胁肋胀痛，或易怒善哭，以及咽中如有异物梗阻、失眠等各种复杂症状。现代医学神经官能症中神经衰弱、癔症及更年期综合征等，属于本病范畴。《丹溪心法·六郁》中提出："气血冲和，万病不生，一有怫郁，诸病生焉，故人身诸病多生于郁。"可见情志波动，则气机郁滞，气郁日久不愈，由气及血，变生多端，可引起多种症状。中医有"六郁"之说，即气郁、血郁、痰郁、湿郁、热郁、食郁等六种，其中以气郁为先。

【病因病机】

1. 郁怒不畅，使肝失条达，气失疏泄，而致肝气郁结，气郁日久则化火。肝郁克脾土，或思虑不解，劳倦伤脾，脾失健运，致中焦湿阻，湿火相兼，炼液为痰，痰气结于咽喉，自觉有异物感，如有梅核梗阻之状，则称为"梅核气"。

2. 情志不遂，长期心情郁闷，肝郁抑脾，耗伤心气，营血渐耗，心失所养，神失所藏，致心神不安，而成悲怒无常的"脏躁"。久郁伤脾，饮食减少，气血生化乏源，也可引起脾气虚弱或肾阴亏耗等。故郁证的发生主要是由于情志所伤，肝气郁结，逐渐引起五脏气机不和所致，病位在肝、脾、心，由气血失调而成。

【辨证与治则】

1. 梅核气

辨证：情志抑郁，胸闷嗳气，胁痛，咽中不适如有物阻，吞之不下，咯之不出，多疑虑，善太息，苔白腻，脉弦或滑。

治则：疏肝解郁，化痰散结。

2. 脏躁

辨证：恍惚不宁，精神失常，时时悲泣，喜怒无常，每因精神激惹而发作，苔薄脉细。如兼脘痞食少，心悸，不寐，神倦，面色少华，舌质淡，脉细缓，为心脾两虚；如兼眩晕，耳鸣，面色泛红，手足心热多汗，腰酸，健忘，虚烦不寐，舌质红少苔，脉细数，为心肾阴虚。

治则：甘润缓急，养心安神。

【处方与技法】

1. 梅核气

处方：以任脉、足厥阴、足阳明、手太阴、手少阴经穴为主，取穴太冲、膻中、丰隆、支沟、鱼际、神门。

技法：肝经用砭擀指施逆经推法或划法，脾经和心经用顺经推法或划法，用以疏肝平肝，解郁健脾；或在肝区从背部向腹部用圆砭石施推法或揉法，以解郁平肝。

随证加减：咽干加天鼎、商阳，失眠加厉兑，心烦口苦加合谷、行间。

2. 脏躁

处方：以背俞穴以及手厥阴、足太阴经穴为主，取穴心俞、膈俞、内关、肾俞、三阴交。

技法：足太阳、足太阴、手厥阴经均用砭擀指施顺经推法，随之用补法而养血安神。在肝区从腹向背，顺肋推或揉，以养肝木。

随证加减：心脾两虚者配脾俞、足三里，心肾阴虚者配太溪、照海，神志不清加人中、中冲，四肢震颤加太冲、阳陵泉，呃逆加中脘、足三里，失语加通里，耳聋加听会、中渚，木僵加百会、大陵。

六、癫狂

【概述】

癫与狂都是精神失常的疾病，以精神错乱、言行失常为主要临床表现。癫证以沉默痴呆、语无伦次、静而多喜为特征，狂证以喧扰不宁、躁妄打骂、动而多怒为特征。两者在病理上有一定的联系，病情亦可相互转化，故统称癫狂。

【病因病机】

1. 癫证　多由情志所伤，忧郁伤肝，肝气郁结，以致脾气不运，痰浊内生，痰气上逆，迷蒙心窍，精神抑郁，沉默痴呆；亦有思虑过度，劳伤心脾，以致心虑神耗，不能自主；或是脾虚气血不足，心神失养，神无所主，发为癫证。

2. 狂证　多由恼怒悲愤，伤及肝胆，肝郁化火，灼津为痰，结为痰火，上扰心窍，以致神志逆乱，躁狂不宁，发为狂证。

【辨证与治则】

1. 癫证

辨证：精神抑郁，表情淡漠，沉默，多疑，妄想，语无伦次，悲泣无常，甚则妄见妄闻，动作离奇，不知秽洁，苔腻，脉滑。久则气血亏耗，惊悸失眠，迷惘呆钝，饮食减少，面色无华，舌质淡，脉细弦。

治则：调气化痰，清心安神。

2. 狂证

辨证：面色垢赤，喧扰不宁，打人毁物多怒，高傲自居，无理争辩。甚则赤身露体，不避亲疏，登高而歌，狂乱不可制约。舌苔黄腻，脉象滑数。久则郁火伤阴，烦躁善惊，少寐，形疲神倦，舌红少苔，脉细数。

治则：平肝清火，清心化痰。

另外，癫证与狂证可以相互转化，癫证病机主要是痰气郁结，狂证病机主要是痰火上扰。如癫证痰气郁而化火，可转化为狂证；狂证郁火得泻，痰气滞留，亦可演变为癫证。

【处方与技法】

1. 癫证

处方：以手少阴、手厥阴、足阳明、足太阴、足少阴及任脉经穴为主，取穴神门、大陵、巨阙、膻中、丰隆、三阴交。

技法：在重按得气的基础上，用逆经推法或划法，然后，在穴位上重按疾提，反复操作，以醒脑开窍。癫痫发作必须用砭擀指重按压"十三鬼穴"以镇癫、醒脑、开窍。

随证选穴：妄见者加睛明，妄闻者加听宫，悲泣者加太渊、间使，久癫不愈者可取"十三鬼穴"治之。

2. 狂证

处方：以任脉、督脉、手厥阴、足少阴、足太阳经穴为主，取穴人中、上脘、劳宫、大钟、申脉、涌泉。

技法：以重按为基础，用逆经划法或推法，以镇静安神；在重按基础上，用砭擀指尖施以平补平泻法。

随证选穴：热重者加大椎、曲池，狂怒者加太冲、支沟，头痛失眠者加百会、少冲、太阳。

七、痫证

【概述】

痫证是一种发作性神志异常的疾病，又名"癫痫"。其特征为发作性精神恍惚，甚则突然仆倒，口吐涎沫，两目上视，四肢抽搐，或口中如作羊叫声，移动时可苏醒。癫痫有原发性和继发性之分，前者与遗传有关，无明显病因可查，多在青少年时期发病；后者多因其他疾病所引起。

【病因病机】

痫证多因禀赋不足，先天遗传，又因惊恐所伤，饮食失调，劳累过度，造成脏腑失调，痰浊阻滞，气机逆乱，风阳内动，而尤以痰邪作祟最为重要。

1. **先天因素** 痫证始于幼年者，多因先天禀赋不足，所谓"病从胎气而得之"。若母体突受惊恐，导致气机逆乱，精伤而肾亏，谓之"恐则精却"。母体精气耗伤，易致胎儿发育异常，出生后易发生痫证。

2. **七情失调** 主要责之于惊恐。"恐则气下""惊则气乱"，气机逆乱，致脏腑损伤，肝肾受损，而生热生风。

3. **饮食失调** 饮食不节，损及脾胃，精微不布，痰浊阻滞，一遇诱因，或随气逆，或随火炎，或随风动，上蒙清窍，痫证作矣。

此外，劳累过度，生活起居失于调摄，遂致气机逆乱而触动痰浊，上扰闭塞心窍，壅塞经络而发为痫证。

综上所述，其病位主要在肝、脾、肾。风阳升动，痰浊上逆，阻滞心窍，流窜经络，为主要病机。

【辨证与治则】

1. **发作期** 旋即昏仆，抽搐吐涎，或有鸣叫，甚则二便失禁，脉弦滑，舌苔白腻，证属肝风痰浊；如属痰火，则发作前急躁心烦，咯痰不爽，口苦便秘，舌红苔腻，脉弦滑数。

治则：涤痰息风，开窍定痫。

2. **间歇期** 痫证发作日久，健忘，心悸，头晕目眩，腰膝酸软，神疲乏力，苔薄腻，脉细弱。

治则：补益心肾，健脾化痰。

【处方与技法】

1. **发作期**

处方：以任脉、督脉、足厥阴、足阳明经穴为主，取穴鸠尾、人中、腰奇、丰隆、太冲。

技法：各经均用逆经推法或划泻法，各穴均用重按疾提、平补平泻法。

随证选穴：痰火盛加大椎，昼发加申脉，夜发加照海，牙关紧闭加颊车、下关。

2. 间歇期

处方：以手少阴、足阳明、足太阴经穴为主，取穴神门、通里、肾俞、三阴交、丰隆、心俞、脾俞。

技法：各经均用顺经推法或划法，各穴均用疾按徐提之补法，背俞穴和募穴用温补法。

随证选穴：阴虚火旺者加太溪、照海、大陵，神疲乏力加气海、关元。此外，可加用中脘、足三里、百会等穴。

八、痉证

【概述】

痉证又称"痉"，是以项背强急、四肢抽搐、口噤，甚至角弓反张为主要症状的一种病证。

【病因病机】

1. 气血亏虚　平素身体虚弱或久病伤血之人，气血必然不足，筋脉失于濡养，拘急发而为痉。

2. 热盛风动　疫毒、热邪内传营血，热盛风动，发而为痉。

3. 肝肾阴亏　过用汗、吐、下法，耗阴伤液，肝肾阴亏，筋脉失养，虚风内动，发而为痉。

【辨证与治则】

1. 气血亏虚　素体虚弱，或于病后，失血之后，项背强急，四肢抽搐，头晕目眩，自汗，神疲气短，舌质淡红，脉弦细。

治则：补气养血止痉。

2. 热盛风动　发热胸闷，口噤，项背强直，甚则角弓反张，手足挛急，腹胀便秘，舌苔黄腻，脉弦数。

治则：清肝潜阳，息风止痉。

3. **肝肾阴亏**　头痛神疲，手足蠕动，甚则项背强急，四肢抽搐，角弓反张，舌红少苔，脉细弦。

治则：滋补肝肾，濡润筋脉。

【处方与技法】

1. **气血亏虚**

处方：以任脉、足阳明、足太阴经穴为主，取穴气海、关元、足三里、三阴交、合谷、太冲、脾俞、胃俞、百会。

技法：所选各经均用顺经推法或划法，各穴均以疾按徐提为原则，俞穴、募穴用温补法重按为原则，百会穴施按揉法。

随证选穴：头痛头晕加太阳、印堂，自汗加复溜。

2. **热盛风动**

处方：以督脉、足厥阴经穴为主，取穴大椎、曲池、百会、太冲、风府、十二井穴。

技法：各经均用逆经划法或推法。将砭块放入冰箱冷藏室10分钟后取出放置在十宣、百会和大椎，热者寒之，施以凉法。

随证选穴：口噤不开加合谷、颊车，上肢拘挛加大陵、合谷，下肢拘挛加承山、阳陵泉。

3. **肝肾阴亏**

处方：以督脉、足少阴、足厥阴经穴及背俞穴为主，取穴百会、涌泉、太冲、合谷、太溪、肝俞、肾俞、筋缩。

技法：肝经、肾经用顺经补法，俞穴、募穴施以补法，也可用温补法或疾按徐提之补法。

随证选穴：神疲加关元。

九、厥证

【概述】

厥证是以突然昏倒、不省人事、四肢厥冷为主要临床表现的一种病证。一般晕厥时间短暂，醒后无后遗症，也有一厥不复而致死亡者。

【病因病机】

厥证主要是由于阴阳失调、气血逆乱所致。

1. 气厥　恼怒惊骇，以致气机逆乱，壅阻清窍，而致昏仆，或由于元气素弱，偶因过劳或遇悲恐，气虚下陷，清阳不升，突然昏厥。

2. 血厥　阴阳素旺，复加暴怒，气血并走于上，闭阻清窍，突然昏倒；或因失血过多，气随血脱，亦能发生晕厥。

3. 寒厥　元阳亏损，不能温行经络，寒邪直中于里，发为寒厥。

4. 热厥　邪热过盛，阳郁过盛，阳郁于里不能外达，以致突然昏倒，发为热厥。

【辨证与治则】

临床主要依据其发病时的不同表现，分为虚实两大证型，而其中依气、血、寒、热、痰不同又有具体不同表现。

1. 实证　突然昏倒，气壅息粗，牙关紧闭，双手握固，四肢僵直。若为血厥，可见面赤唇紫，舌红，脉沉弦。若为寒厥，可见四肢逆冷，面色发青，下利清谷，苔薄白，脉沉弦；若为热厥，可见头晕头痛，胸闷身热，舌红而干，脉洪数或沉伏。

治则：开郁利气，醒神开窍。

2. 虚证　猝然昏厥，气息微弱，张口自汗，肤冷肢凉。若为血厥，可见面色苍白，口唇无华，舌质淡，脉细数无力。若为气厥，可见眩晕，汗出，脉沉微；若为寒厥，可见四肢厥逆，意识蒙眬，苔薄白，脉沉细。

治则：回阳救逆。

【处方与技法】

1. 实证

处方：以督脉、手厥阴、足厥阴、足阳明、足少阴经穴为主，取穴人中、内关。气厥配太冲；血厥配行间、涌泉，先泻法，后补法；寒厥配百会，温热按揉法；热厥配十宣穴，冷砭刺激十宣穴（将砭块放置冰箱冷藏室 10 分钟，取"热者寒之"之意）；痰厥配膻中、丰隆，疾按徐提之补法。

技法：督脉、手足厥阴经用"逆而夺之"泻法，足阳明和足少阴经等用顺经补法，其他腧穴可用疾按徐提之补法。

随证选穴：牙关紧闭加合谷、颊车，抽搐加合谷、侠溪，身热加大椎、曲池，喉中痰鸣加天突、气舍。

2. 虚证

处方：以任脉、督脉、足阳明、足太阴、足少阴经穴为主，取穴百会、气海、关元。气厥配足三里，寒厥配神阙，血厥配膈俞。

技法：所选各经均用顺经划法或推法；其俞穴、募穴或其他腧穴用温补法或按揉法。

随证选穴：多汗加合谷、复溜，下利清谷加天枢。

十、惊悸

【概述】

惊悸又名心悸、怔忡，是指患者自觉心中悸动，惊惕不安。其中惊悸多由外因引起，病情较为浅轻；怔忡每因内伤所致，病情较重，但二者关系密切，故常相提并论。本病病位主要在心，但涉及他脏。临床一般多呈阵发性，每因情志波动或劳累过度而发作。治疗以宁心为基本原则。虚者多因气血不足，心失所养，或心阳不足，肾气不足。

【病因病机】

1. **气血不足**　平素心气虚弱，胆气不足或久病气血亏损之人，骤遇惊恐，则"心无所主，神无所依"，心神不宁而为心悸。

2. **气滞血瘀**　一是由于心阳不振，血液运行不畅；二是由痹证发展而来。痹证者，由于其外感风寒湿邪，搏于血脉，内犯于心，以致心脉痹阻，营血运行不畅而引起心悸。

3. **痰火郁阻**　饮食不节，损伤脾胃，脾胃失于运化，湿盛生痰，或思虑烦劳，气郁化火，使"心脏之气不得其正"，遂成心悸。

【辨证与治则】

1. **气血不足**　心脏悸动不安，难以自主，善惊易怒，气短，手心多汗，神倦，不易入睡，舌苔薄白，脉细数。

治则：益气安神。

2. **气滞血瘀**　心悸不宁，思虑劳累尤甚，面色少华，头晕目眩，气短，舌质淡红，脉细数；若为阴虚火旺，则心中烦热，少寐多梦，口干耳鸣，两颊潮红，脉细数。

治则：养血定悸。

3. **痰火郁阻**　心悸时发时止，烦躁不宁，胸闷，头晕，失眠多梦，容易惊醒，口苦，咳嗽，咳痰黏稠，小便黄，大便不爽，舌苔黄腻，脉滑数。

治则：清火化痰。

【处方与技法】

1. 气虚心悸

处方：以俞穴、募穴及手少阴、手厥阴、任脉经穴为主，取穴心俞、巨阙、神门、内关、气海、关元。

技法：用顺经推法或温补法，穴位以疾按徐提行补法。在巨阙、心俞、气海、关元用砭块或电热砭施温补法，神门、内关用砭擀指施揉法、一指禅法。

随证选穴：善惊者可加大陵，多汗者可加膏肓俞。

2. 血虚心悸

处方：以背俞穴及手少阴，足阳明经穴为主，取穴膈俞、脾俞、足三里、通里、神门。

技法：用顺经划法或推法；背俞穴用温补法或疾按徐提之补法，或一指禅平补平泻法。

随证选穴：烦热者可加劳宫，耳鸣者可加中渚，虚火面赤者可加太溪。

3. 痰火心悸

处方：以手三阴经穴及足阳明经穴为主，取穴阴郄、郄门、尺泽、脾俞、足三里、丰隆、行间。

技法：用砭擀指施顺经划法或推法，足厥阴肝经施逆经划法或推法，足阳明胃经用补法以和胃健脾、化痰，其他腧穴（包括尺泽）用徐按疾提之泻法。

随证选穴：失眠者可加厉兑，便秘者可加大肠俞。

4. 肾虚心悸

处方：以背俞穴及任脉、手少阴、手厥阴、足太阴经穴为主，取穴曲泽、少海、血海、膈俞、肾俞。

技法：以补法滋阴养肝，安神，通心络，在肾俞、膈俞、气海用砭块或电热砭施温法以补肾壮阳、活血，与气海相配使心阳得振。血海、曲泽用砭擀指施一指禅法或揉法。

随证选穴：脉微欲绝者可加内关、太渊，浮肿者可加三阴交、阴陵泉。

十一、中风

【概述】

中风又名卒中，因本病起病急骤，症见多端，变化迅速，与风性善行数变的特征相似，故以中风名之。本病是以猝然昏仆、不省人事，伴口眼㖞斜，半身不遂，言语不利，或不经昏仆而以歪僻不遂为主要临床表现的一种疾病。

【病因病机】

1. 气虚邪中　气血不足，脉络空虚，风邪乘虚而入经络，气血痹阻，肌肉血脉失于濡养；或形盛气衰，痰湿素盛，外风引动痰湿，闭阻经络，而致歪僻不遂。

2. 肝肾阴虚　风阳上扰，年老体衰，肝肾阴虚，肝阳偏亢；或思虑烦劳过度，气血亏损，真气耗散，复因情志所伤，肝阳暴动，阳化风动，气血上逆，心神昏愦，遂至猝倒，突发本病。

3. 肝肾阳虚，痰湿阻络　嗜酒肥甘，饥饱失宜，或形盛气弱，中气亏虚，脾失健运，湿聚生痰，痰郁化热，阻滞经络，蒙蔽清窍；或肝阳未旺，横犯脾胃，脾运失司，内生痰浊；或肝火内炽，炼液成痰，以致肝风夹杂痰水，横窜经络，蒙蔽清窍，突然昏仆，㖞僻不遂。

4. 气虚血瘀，脉络瘀阻　由于气虚不能运血，气不能行，血不能荣，气血瘀滞，脉络痹阻，而致肢体废不能用。

【辨证与治则】

1. 中经络

（1）络脉空虚，风邪入中：肌肤不仁，手足麻木，突然口眼㖞斜，语言不利，口角流涎，甚则半身不遂，或兼见恶寒发热，肢体拘急，关节酸痛，苔薄白，脉浮数。

治则：祛风、养血、通络。

（2）肝肾阴虚，风阳上扰：平素头晕头痛，耳鸣目眩，腰膝酸软，少寐多梦，突然发生口眼㖞斜，舌强语謇，甚则半身不遂，舌质红，脉弦细数。

治则：滋阴潜阳，息风通络。

（3）肝肾阴虚，痰湿阻络：平素头晕或头重如裹，耳鸣目眩，胸闷恶心，纳呆，口黏腻不爽，突然发生口眼㖞斜，舌强语謇，肢体重着，甚则半身不遂，舌质红，苔厚腻，脉弦滑。

治则：滋阴潜阳，燥湿祛痰。

（4）气虚血滞，脉络瘀阻：半身不遂，肢软无力，手足浮肿，语言謇涩，口眼㖞斜，面色萎黄或暗淡无华，苔薄白，舌淡紫，脉细涩无力。

治则：益气补血，疏通经络。

2. 中脏腑

（1）闭证：为邪实内闭，属实证。主要症状是突然昏仆，不省人事，牙关紧闭，口噤不开，两手握固，大小便闭，肢体强痉。根据有无热象，又分阳闭和阴闭。

1）阳闭：除上述症状外，还见面赤身热，气粗口臭，躁扰不宁，苔黄腻，脉弦滑而数。

治则：清肝息风，辛凉开窍。

2）阴闭：除上述症状外，还有面白唇暗，静卧不烦，四肢不温，痰涎壅盛，苔白腻，脉沉滑缓。

治则：豁痰息风，辛温开窍。

（2）脱证：以阳气欲脱为主，属虚证。主要症状是昏仆，不省人事，目睁口张，鼻鼾息微，手撒肢冷，汗多，大小便自遗，肢体软瘫，舌痿，脉细弱或脉微欲绝。

治则：益气止汗，回阳固脱。

【处方与技法】

1. 中经络

（1）半身不遂

处方：曲池、合谷、外关、环跳、阳陵泉、足三里、解溪、昆仑。

技法：循经施按揉法、擦法。脑缺血性损伤逆经向头顶梳；脑出血顺经向枕后梳；恢复期偏瘫者，手握圆砭石垂直于膀胱经重力按揉；强直性痉挛先用揉法，后用砭擦指从项背或背腰部开始逐渐向上、下肢擦，逐渐加大力度有序擦至深层。

随证加减：

1）络脉空虚，风邪入中

处方：除以上腧穴外，取风池、血海、膈俞。

技法：足太阴经顺经施推法或划法，健脾和胃为生血之源，养血疏风；足少阳经施逆经泻法，疏风平肝。

2）肝肾阴虚，风阳上扰

处方：除以上腧穴外，取太冲、太溪、三阴交。

技法：足厥阴、足太阴、足少阴三经均施顺经补法以补肾养肝。

3）肝肾阴虚，痰湿阻络

处方：除以上腧穴外，取太溪、丰隆、阴陵泉。

技法：脾经、胃经和肾经可用顺经划法或推法、温法，以健脾和胃、祛痰除湿、滋阴潜阳；或用砭擀指施疾按徐提一指禅法。

4）气虚血瘀，脉络瘀阻

处方：除以上腧穴外，取气海、膻中、血海、三阴交。

技法：脾、胃两经顺经划法或推法或温法，任脉用温砭块敷气海、膻中。

此外，上肢还可轮取阳池、后溪等穴，下肢轮流选取风市、阳市、悬钟等穴。病程日久，上肢宜取大椎、肩外俞，下肢宜配腰阳关、白环俞。肘部拘挛加曲泽，腕部拘挛加大陵，膝部拘挛加曲泉，踝部拘挛加太溪，手指拘挛擀手背和手掌，肌肤不仁用圆砭石局部揉擦。

（2）口眼㖞斜

处方：地仓、颊车、下关、合谷、内庭、承泣、阳白、攒竹、养老、昆仑。

技法：面部诸穴施温法，余穴施以点法。

（3）语言不利

处方：通里、廉泉、涌泉。

技法：上述诸穴施以点法。

2. 中脏腑

（1）闭证

处方：人中、太冲、丰隆、劳宫。

技法：肝经、心包经逆经施推法或划法，以镇肝息风。肾经顺经施划法或推法，滋肾水以潜阳。用砭擀指尖重按疾提。

（2）脱证

处方：关元、神阙。

技法：电热砭调控至48℃。

随证加减：虚汗不尽加阴郄，醋睡不醒加申脉，小便不禁加水道、三阴交、足三里，虚阳浮越加命门、气海俞、肾俞、涌泉等穴。

十二、面瘫

【概述】

面瘫，俗称口眼㖞斜。起病突然，每在睡醒时发现一侧面部板滞、麻木、瘫痪，不能蹙额、皱眉、示齿、鼓颊等，口角向健侧㖞斜，漱口漏水，进餐时食物常常停滞于病侧齿颊之间，病侧额纹、鼻唇沟消失，眼睑闭合不全，迎风流泪，少数病人初起有耳后、耳下及面部疼痛，严重时可有舌前2/3味觉减退或丧失，听觉过敏等。任何年龄均可发病，无半身不遂、神志不清等症状。

【病因病机】

1. 风邪入络　面部受凉或风热之邪乘虚侵袭面部筋脉，而成面瘫。

2. 气虚血瘀　病程长，迁延不愈，正虚邪恋，伤津耗气，瘀阻于络，津凝为痰，痰瘀阻络，肌肉筋络失于濡养，则纵缓不收，加重病情。

【辨证与治则】

1. 风邪入络　见于受风或继发于外感之后，舌苔薄或黄，脉浮。

治则：疏风通络。

2. 气虚血瘀　迁延日久，舌质淡暗，脉细涩。

治则：益气养血，祛瘀通络。

【处方与技法】

1. 风邪入络

处方：风池、合谷、阳白、四白、下关、地仓、颊车、翳风、外关。

技法：手阳明经穴于合谷用泻法，用砭石加温或电热砭调控 45℃ 在面颊各穴施温热熨法。

2. 气虚血瘀

处方：地仓、颊车、下关、阳白、四白、合谷、足三里、三阴交。

技法：足阳明、足太阴经穴均用补法，行顺经划法或推法；用砭块加温或电热砭施揉法或熨法。

随证加减：不能抬眉加攒竹，鼻唇沟平坦加迎香，乳突痛加翳风，人中歪斜加水沟，鼻唇沟歪斜加承浆。

十三、感冒

【概述】

感冒系外感风寒，客于肺卫，是以头痛项强、鼻塞流涕、咳嗽喷嚏、恶寒发热等为主要临床症状的常见外感疾病。一年四季均可发病，但以冬春季节多见。若在某一地区短时期内发病人数众多，且症状相似，则称为"时行感冒"。感冒病程一般为 5 ~ 10 天，轻者可不治自愈，重者多需治疗。

【病因病机】

本病多由于一时性的正气虚弱，肺卫失调，或衣着不慎，又感受风邪，邪气从口鼻、皮毛而入所致，故临床表现出一系列的肺卫失调症状。由于气候及季节的不同，风邪常与寒、热、暑、湿等夹杂为患。由于风邪入侵，有夹寒、夹热、夹湿的不同，其病机也有所不同。

1. 夹寒　冬季为病，多属风寒。风寒束表，肺气不宣，毛窍闭郁，腠理不开，表实无汗。

2. 夹热　春夏为病，多属风热，也有风寒郁而化热者。热郁肺卫，肺失清肃，肌表不固，腠理疏松，表虚汗出。

3. 夹湿　长夏为病，多夹暑湿，湿留肌腠，阻遏阳气，卫阳失和，邪留难去，暑湿困扰清阳，又多伤津耗气。

【辨证与治则】

1. 风寒型　风寒束表，肺气不宣。鼻塞流涕，咽喉微痒，喷嚏咳嗽，咯痰清稀，头痛项强，四肢酸楚，恶寒重，发热轻，无汗，舌苔薄白，脉浮紧。

治法：祛风散寒，宣肺利窍。

2. 风热型　风热犯肺，肺失清肃。发热，微恶风寒，汗出，头痛，鼻塞涕浊，咳吐黄痰，咽喉红肿疼痛，口干渴欲饮，舌苔薄黄，脉浮数。

治法：疏风清热，清肺利咽。

3. 暑湿型　暑湿伤肺，肺卫不和。头重如裹，肢体困重，身热不扬，微恶风寒，汗出不爽，鼻塞流涕，口渴而黏，胸脘满闷，呕恶腹胀，小便短黄，舌苔黄腻，脉濡数或浮数。

治法：清暑祛湿，解表化痰。

【处方与技法】

1. 风寒型

处方：列缺、合谷、风池、风门、支正。

技法：选手太阴、手阳明、足太阳、手太阴经，施"随而济之"顺经划法或推法；阳经以"迎而夺之"行逆经划法或推法；寒则热之，肺经及相关腧穴用温热法；热则寒之，用徐按疾提之泻法，辅以疾按徐提之补法，同时施压以揉法治之。手阳明、手太阴经以加温砭块施温热法，取"寒则热之"之意，以温经散寒，祛风宣肺。膀胱经于项背用温热法或砭擀指疾按徐提，以固表解肌。

随证加减：头痛加印堂、太阳，腰背酸痛加肺俞，鼻塞流涕加迎香、上星。

2. 风热型

处方：大椎、曲池、合谷、鱼际、外关。

技法：背部的足太阳经用砭板施刮痧法以清热解毒；手阳明、手太阴经施逆经推法或用泻法，以宣肺理气。砭擀指用徐按疾提之泻法。

随证加减：小儿高热惊厥加十宣、人中，头痛目赤加太阳。

3. 暑湿型

处方：合谷、孔最、中脘、足三里、支沟。

技法：手太阴经与手阳明经为表里经，均用逆经划法或推法，以降暑祛湿，宣肺解表。手三焦经和足阳明经用顺经推法或划法，除湿健脾。用砭擀指在相应经脉的穴位施补泻法。

随证加减：热重加大椎，湿重加阴陵泉，腹胀便溏加天枢。

十四、失音

【概述】

失音是指讲话声音嘶哑，甚至不能发音的一种病证，由肺系气机受阻、声门不利所致。

【病因病机】

根据引起肺系气机不利原因的不同，本证可分为虚证和实证两种情况。

1. 虚证

（1）声带劳损：多由于高音唱歌，长时讲话，用嗓过度，气血亏耗，声带失于濡养所致，可反复发作。

（2）肺燥津伤：燥火伤肺，肺失滋润，或久病伤及肾阴，津液不能上承，声道失于润津，失音逐渐加重，多见于肺痛、喉癌等病的后期。

2. 实证

（1）感受外邪：外感风寒或风热，壅遏咽喉，气机不利，以致音哑，多见于伤风感冒。

（2）情志忧患：多因抑郁或愤怒，气郁化火，或肝火上炎，木火刑金，声门不利而突然发病，常见于疮病发作的患者。喉咙连于肺系，为声音之门，肺为金，故凡外感或郁怒而失音者为"金实不鸣"，病程较短，属实证；久病阴虚或声带劳损者，为"金破不鸣"，病程较长，属虚证。

【辨证与治则】

1. 虚证

辨证：有慢性病史，或肺胃阴虚致声音逐渐嘶哑。咽喉疼痛，反复发作，肺肾阴虚者，面容消瘦，咽干口燥，或潮热盗汗，干咳，耳鸣，舌红少苔，脉细数。

治则：补肾益阴，宣肺利咽。

2. 实证

辨证：发病较急，猝然声音嘶哑或失音。风寒或风热犯肺者，多有喉痒或肿痛，鼻塞流涕，咳痰清稀或黄稠，舌苔薄白或薄黄，脉浮紧或浮数；情志失调者多因郁愤而发，伴多烦易怒，胸闷嗳气，舌暗脉弦等。

治则：宣肃肺气，清肺利咽。

【处方与技法】

1. 虚证

处方：以手太阴、足少阴、足太阴、足阳明经穴为主，取穴太渊、太溪、扶突、天鼎。

技法：顺经用划法或推法，穴位用疾按徐提之温补法；也可选相应的俞穴、募穴施温补法；或用砭擀指施一指禅法或按揉法，以疾按徐提为原则。

随证加减：咽痛甚者加商阳，潮热盗汗加三阴交、膏肓俞，消瘦加足三里。

2. 实证

处方：鱼际、合谷、太冲、扶突、天鼎。

技法：肺经与大肠经、肝经均施以"迎而夺之"逆经划法或推法；各腧穴以疾按徐提为原则，施以按揉法；或以平补平泻为原则，施以一指禅法。

随证加减：咽痛甚加二间、少商，发热恶寒加大椎、支沟，烦躁耳鸣加行间、阳陵泉。

十五、咳嗽

【概述】

咳嗽是肺系疾患的主要症状之一，也可被视为独立的病症。咳嗽可分为外感和内伤两大类，前者发病较急，后者起病较缓。外感咳嗽失治可转为慢性内伤咳嗽；内伤咳嗽感受外邪，又能急性发作。慢性咳嗽迁延日久，或年老体弱，肺气大伤，则可并发喘息而成为"咳喘"。

【病因病机】

咳嗽，由肺气失于宣降引起，究其起因，不外乎外感与内伤两类。

1. 外感咳嗽　多因气候冷热变化急剧，人体卫外功能减弱，风寒或风热之邪乘虚侵袭肺脏，以致肺气不宣，或清肃失常，而成咳嗽。

2. 内伤咳嗽

（1）痰湿侵肺：多因脾脏虚弱，运化失常，饮食不能化为精微，反而酿成痰浊，上犯于肺，肺失宣降，气逆而咳。

（2）肝火犯肺：肝脉布胁肋，上注于肺，肝气郁滞，日久化火，熏灼肺脏，炼液为痰，阻碍肺气宣降，引起咳嗽。

（3）肺阴不足：久病内热，肺阴亏耗，失于清润，气逆于上，而致咳嗽少痰。

【辨证与治则】

1. 外感咳嗽

（1）风寒袭肺

辨证：咳嗽有力，喉痒，痰液稀白，咯吐不畅，伴有恶寒发热无汗，肢体酸楚，头痛，鼻塞流涕，舌苔薄白，脉浮或紧。

治则：疏风散寒，宣肺化痰。

（2）风热犯肺

辨证：咳嗽频剧，气粗，咽痛口干，咯痰不爽，痰黄质黏，头痛，身热恶风，有汗不畅，口渴，舌苔薄黄，脉浮数。

治则：疏风清热，肃肺化痰。

2. 内伤咳嗽

（1）痰湿侵肺

辨证：晨起咳嗽较著，咳声重浊，痰多黏稠，痰色稀白或灰暗，初发时痰不易出，缓解时咯吐滑利，兼见胸闷，脘痞，食少，疲倦，舌苔白腻，脉濡或滑。

治则：燥湿化痰，理气止咳。

（2）肝火犯肺

辨证：咳嗽阵作，痰少质黏，气逆作咳，咳时胸胁引痛，面颊略红，咽喉干痒，口苦，舌尖偏红，苔薄黄，脉弦数。

治则：平肝泻火，清肺止咳。

（3）肺阴不足

辨证：起病较慢，干咳少痰或痰中带血，口燥咽干，午后潮热，手足心热，失眠盗汗，形体消瘦，神疲乏力，舌质红而少苔，脉细数。

治则：滋阴清热，润肺止咳。

【处方与技法】

1. 外感咳嗽

（1）风寒袭肺

处方：以手阳明、手太阴和足太阳经穴为主，取穴列缺、合谷、肺俞、外关。

技法：选手太阴、手阳明经穴，以砭板或砭块顺经用划法或推法，配以温法，以祛风散寒，宣肺止咳。足太阳经穴用砭块、砭板，施以温补法，以散寒宣肺。

随证加减：头痛加风池、上星，肢体痛楚无汗加昆仑、温溜，鼻塞加迎香。

（2）风热犯肺

处方：以手太阴、手阳明、足太阳经穴为主，取穴尺泽、肺俞、肾俞、风门、曲池、大椎。

技法：手太阴和手阳明经均用逆经划法或推法。足太阳经和督脉用刮痧法，配以徐按疾提之泻法，以清热、泻肺、化痰。

随证加减：咽喉干痛加照海，以清热止痛；汗出不畅加合谷，以助发汗；汗出而热不退，加陷谷、复溜，以滋阴清热。

2. 内伤咳嗽

（1）痰湿侵肺

处方：以足太阳、足太阴、手太阴经穴为主，取穴肺俞、脾俞、太渊、太白、丰隆。

技法：手太阴和足太阴经均施以顺经划法或推法，背俞穴施以温补法，穴位按揉以疾提徐按为原则。

随证加减：咳嗽兼喘加定喘，胸脘痞闷加内关、足三里、膻中，咳吐不爽加合谷。

（2）肝火犯肺

处方：以足厥阴、手太阴经穴为主，取穴肺俞、肝俞、经渠、太冲。

技法：足厥阴经施以逆经划法或推法，手太阴经施以顺经划法或推法。

（3）肺阴不足

处方：以手太阴、足少阴、足太阳经穴为主，取穴列缺、照海、肺俞、膏肓俞。

技法：顺经划法或推法，亦可行温补法，将砭块加温或将电热砭调控在42～45℃。

随证加减：盗汗者加后溪、太溪，咯血者加孔最，失眠者加神门，腰膝酸软者加肾俞。

十六、哮喘

【概述】

哮喘是哮和喘的合称。哮是发作性的痰鸣气喘疾患，以呼吸急促、喉间哮鸣为特征，而喘是以呼吸急促，甚至张口抬肩、鼻翼扇动为特征。一般来讲哮必兼喘，而喘未必兼哮，在临床上常同时兼见，不易分开，因此病因病机也大致相同，故合并叙述。哮喘具有反复发作的特点，一年四季均可发病，尤以寒冷季节、气候急剧变化时发病较多。根据病因病机的不同，本病可分为虚、实两类。

【病因病机】

本病发生的基本原因是痰饮内伏，阻塞气道，肺气升降不利所致。

1. 实证

（1）寒饮伏肺：脾胃虚弱或饮食不当，脾失健运，湿浊内生，又外感风寒，肺失宣降，津液凝聚，酿为痰饮，阻塞气道，而成哮喘。

（2）痰热阻肺：脾失健运，湿浊内生，又外感风热，或风寒入里化热，炼液为痰，阻于气道，而发哮喘。

2. 虚证　哮喘初起多属实证，若反复发作，伤津耗气，则渐成肺气虚弱之证。又因心肺同居上焦，肺虚日久可累及心脏，而致心阳不振；"肺主呼气，肾主纳气"，两脏在生理上相互为用，在病理上也相互影响；"脾为生痰之源，肺为贮痰之器"，脾生痰湿可影响肺之宣降，肺气虚弱反过来也可致脾气不足。

【辨证与治则】

1. 实证

（1）寒饮伏肺

辨证：呼吸困难，喉中有痰鸣音，咳逆痰少，质稀色白，或带泡沫，咯吐不易，畏寒无汗，头痛身重，口不渴，舌苔白滑，脉浮紧。

治则：祛邪肃肺。

（2）痰热阻肺

辨证：咳喘气粗，面红，喉中痰鸣，痰黏色黄，咯吐不爽，咳引胸痛，烦躁胸闷，发热有汗，舌苔黄腻，脉滑数。

治则：化痰平喘，调理肺脏。

2. 虚证

辨证：喘促气短，言语无力，咳声低弱，自汗畏风，面色白，鼻塞，舌质淡红，脉象细弱。若伤及肺阴，则可见口干鼻燥，咽喉不利，舌质红，脉细数；若兼脾虚则面色无华，倦怠乏力，四肢不温，便溏，舌胖嫩，脉濡弱；若兼肾虚则呼多吸少，动则喘甚，神疲乏力，腰酸耳鸣，下肢清冷，面黑，舌淡，脉沉细；若兼心气虚则心悸，心慌，多汗，神昏，口唇指甲青紫，四肢欠温，舌有瘀斑，脉细弱或结代。

治则：扶正培本，化痰平喘。

【处方与技法】

1. 实证

（1）寒饮伏肺

处方：以手太阴、手阳明经穴为主，取穴列缺、尺泽、曲池、合谷、膻中、定喘。

技法：手太阴、手阳明经及其相应经穴施以温补法，以温经散寒。

（2）痰热阻肺

处方：以手阳明、手太阴和足太阴经穴为主，取穴大椎、合谷、曲池、膻中、定喘。

技法：手阳明经施以"迎而夺之"逆经划法或推法，其经穴施以疾提徐按之泻法；手太阴经用顺经划法或推法，以补肺降气；足太阴经用补法，补脾化痰，各穴施以疾提徐按之泻法或疾按徐提之补法。

随证加减：热盛加外关，胸痛加中府、云门，咯血加孔最，痰热加丰隆、阴陵泉。

2. 虚证

处方：以手太阴、足太阳、足阳明经穴为主，取穴定喘、膏肓俞、肺俞、太渊、足三里。

技法：手太阴和足阳明经用"迎而济之"顺经划法或推法，足太阳膀胱经等各穴施以温补法。

随证加减：肺脾两虚加脾俞、中脘、足三里，以健脾和胃，扶后天之本；肺肾两虚加肾俞、太溪，以补肾纳气，培先天之本；若心肺两虚加内关、神门，并可加关元、命门。

十七、中暑

【概述】

中暑是发生于夏季的一种急性病。夏季气候炎热，人体长时间处于高温环境中，可出现不适。如果体质虚弱，或劳累过度，或环境通风不良等，就会发生中暑。中暑有轻有重，轻者可见头晕、头痛、胸闷、恶心等，称"伤暑"；重者则可见猝然昏倒，四肢逆冷，呼吸急促等，称"暑厥"。

【病因病机】

本病的发生多因人体正气不足，体质虚弱，暑热、湿浊之邪乘虚而入所致，根据邪气侵袭部位的不同，可分为伤暑和暑厥。

1. **伤暑**　暑热和暑湿秽浊之气伤及人体，邪气郁于肌表，表卫失和，汗出不畅，暑热之邪不得由汗而解，循经上扰清阳，则见身热，头昏痛，少汗；若暑湿内蕴，脾胃不和，则恶心呕吐。

2. **暑厥**　暑热之邪由表入里，邪热炽盛，内犯心包，蒙蔽心窍，则出现壮热、神昏、抽搐等症；日盛伤阴，渐至气阴两伤，则见汗出如油，呼吸急促，四肢逆冷，脉微欲绝诸症。

【辨证与治则】

1. 伤暑

辨证：头晕，头痛，身热，少汗，恶心，欲吐，烦渴，神疲倦怠，舌苔白腻或淡黄厚腻，脉濡数。

治则：解表祛暑，和中化湿。

2. 暑厥

辨证：壮热神昏，肌肤灼热，面红目赤，烦渴欲饮，甚则昏迷，汗出如油，面色苍白，气促脉微，舌质红绛，脉微而数。

治则：清热祛暑，开窍醒神。

【处方与技法】

1. 伤暑

处方：以督脉和手厥阴经穴为主，取穴大椎、合谷、陷谷、内关、足三里、中脘。

技法：取督脉、手厥阴经穴，用砭擀指逆经划或推，以"迎而夺之"行泻法。在背俞穴、大椎施刮痧法。先用左拇指按压中脘上缘，右手握砭擀指按压中脘，得气后，指尖依次向下方、左下方、右下方运行，以降气祛浊。

2. 暑厥

处方：以督脉、手厥阴、足太阳经穴为主，取穴百会、人中、十宣、曲泽、委中、曲池。

技法：用砭擀指向鼻中隔方向重按人中，以醒脑开窍。十宣采取"热者寒之"治疗原则，用冷砭以清暑降温。如条件允许，可用砭镰刺曲泽放血 3～5mL 后，指按止血。

十八、高热

【概述】

凡体温超过 39℃ 时称为高热。中医称之为"壮热""实热"等。

【病因病机】

临床上多见于外感六淫，特别是温热火邪所致的疾患中，此外湿热、病气、疠毒也可见。

1. 风寒　风寒之邪袭表，邪入腠理，正气郁结，正邪交争而为发热。

2. **风热** 风热之邪多犯上焦肺系，肺卫失宣，郁而发热。

3. **暑热** 暑热之邪炽盛，发病急骤，传变极速。病邪多直入气分，正盛邪实，初起即见壮热、大热、大渴、脉洪大等阳明气分症状，暑热之邪也可直中心包、肝经，引起昏迷、痉厥等重症。

4. **湿热** 湿热交争，郁阻气分，或湿热蕴于中焦，下迫肠道，泌别失职，或湿热不解、蒸酿痰浊、蒙蔽心包等皆致热盛。

5. **疬毒** 疬毒之邪侵入人体，毒热炽盛，故为高热，且常具传染性。

【辨证与治则】

1. 邪在肺卫

辨证：发热，恶寒，头痛，无汗或少汗，咳嗽，口渴，苔薄白或薄黄，脉浮数。

治则：解表清热。

2. 邪热盛实

辨证：但热不寒，大汗，口渴冷饮，面红目赤或大便秘结，舌苔黄燥，脉滑数或洪大。

治则：清热宣肺，凉膈通腑。

3. 热入营血

辨证：高热夜甚，烦躁不安，甚至神昏谵语，口燥而不甚渴，或斑疹隐隐，或便血、吐血，舌质红绛，脉细数。

治则：清热凉血。

4. 热入心包

辨证：壮热，心烦不安，口渴引饮，身热灼干，神昏谵语，痰壅气粗，舌强短缩，舌质绛，苔黄燥，脉细数而滑。

治则：清热开窍。

【处方与技法】

1. 邪在肺卫

处方：以手太阴、手阳明经穴为主，取穴曲池、大椎、合谷、风池、外关、肺俞。

技法：手太阴、手阳明经均施以逆经推法或划法，穴位施以按揉法，以徐按疾提为原则；项背之肺俞施刮痧，以泻邪清热。

随证选穴：咽喉肿痛加少商、鱼际，咳嗽加列缺。

2. 邪热盛实

处方：以督脉、足阳明经穴为主，取穴大椎、曲池、合谷、商阳、内庭、膈俞。

技法：经脉施逆经划法或推法；穴位用凉法、按揉法，以徐按疾提为原则；项背及膈俞施刮痧，以泻邪清热。

随证选穴：高热不解加十宣，便秘、腹痛加天枢、支沟、上巨虚。

3. 热入营血

处方：以手少阴、手厥阴和足太阳经穴为主，取穴大椎、曲池、合谷、委中、曲泽、中冲、少冲、血海。

技法：用冷砭（冰箱放置砭板）在手少阴、手厥阴经施逆经划法或推法；砭块放到冷藏室 20 分钟，取出后刺激井穴。

随证选穴：神昏谵语者加十宣、人中，斑疹加膈俞。

4. 热入心包

处方：以督脉、任脉、手阳明经穴及井穴为主，取穴十二井穴、十宣、人中、气舍、大椎、曲池、合谷。

技法：用冷砭块或冷砭擀指在上述穴位处施重按疾提之泻法，以清热、醒脑、开窍。

随证选穴：口渴引饮加金津、玉液。

十九、胸痹

【概述】

胸痹是指胸部闷痛，甚则胸痛彻背、短气、喘息不得卧为主症的一种疾病。轻者仅感胸闷如窒，呼吸欠畅；重者有胸痛；严重者心痛彻背，背痛彻心。

【病因病机】

1. **寒邪内侵**　素体阳虚，胸阳不振，阴寒之邪乘虚侵袭，寒凝气滞，痹阻胸阳，而成胸痹。

2. **饮食不当**　饮食不节，如过食肥甘生冷，或嗜酒成癖，以致脾胃损伤，运化失健，聚湿成痰，痰阻络脉，则气滞血瘀，胸阳不振，而成胸痹。

3. **情志失调**　忧思伤脾，脾虚气结，气结津液不得输布，聚而成痰；郁怒伤肝，肝失疏泄，肝郁气滞，甚则化火，灼津成痰。气滞或痰阻，均可使血行失畅，脉络不利，而致气血瘀滞，或痰瘀交阻，胸阳不运，心脉痹阻，不通则痛，而成胸痹。

4. **年迈体虚**　本病常见于中老年人，年过半百，肾气渐虚，肾阳虚衰，则不能鼓舞五脏之阳，而致心气不足或心阳不振；肾阴亏虚，则不能滋养五脏之阴，可引起心阴内耗。心阴不足，心阳不振，均可使气血运行失畅。由此，可在本虚之上形成标实，导致气滞、血瘀，进而发生胸痹。

【辨证与治则】

1. 虚寒证

辨证：胸痛彻背，胸闷气短，心悸，恶寒肢冷，受寒则甚，舌苔白滑或腻，脉沉迟。

治则：助阳散寒。

2. 痰浊证

辨证：胸闷如窒而痛，或痛引背部，气短喘促，咳嗽，痰多黏腻色白，舌苔白腻，脉濡缓。

治则：通阳化浊。

3. 瘀血证

辨证：胸痛如刺，或绞痛阵发，痛彻肩背，胸闷气短，心悸，唇紫，舌质暗，脉细涩。

治则：活血化瘀。

4. 心肾两虚

辨证：心悸而痛，胸闷气短，动则更甚，自汗，面色㿠白，神倦怯寒，四肢欠温或肿胀，舌质淡胖，边有齿痕，舌苔白或腻，脉沉细迟。

治则：温补心肾。

【处方与技法】

1. 虚寒证

处方：以足太阳、手少阴、手厥阴经穴为主，取穴心俞、厥阴俞、巨阙、内关、通里。

技法：经脉施顺经温法，或推法，或划法；在背俞穴以及巨阙、内关、通里等穴位施温法，以疾按徐提为原则。

随证选穴：恶寒可加肺俞、风门，肢冷可加气海、关元。

2. 痰浊证

处方：以手厥阴、手太阴、足阳明经穴为主，取穴膻中、厥阴俞、太渊、丰隆。

技法：手厥阴、手太阴和足阳明经均用顺经温法。

随证选穴：背痛可加心俞、肺俞，气短可加气海俞、肾俞。

3. 瘀血证

处方：以俞穴、募穴及任脉、手少阴经穴为主，取穴膻中、巨阙、心俞、膈俞、阴郄。

技法：用顺经温法或熨法。

4. 心肾两虚

处方：以手厥阴、手少阴经穴为主，取穴心俞、厥阴俞、肾俞、膻中、气海、内关。

技法：用温补法，发挥泗滨浮石功能，改善心络微循环，增加血氧供给，活血化滞，行气通络。

二十、胁痛

【概述】

胁痛是以一侧或两侧胁肋疼痛为主要表现的病证，也是临床比较多见的一种自觉症状。《灵枢·胀论》曰："胆胀者，胁下胀痛，口中苦，善太息。"《黄帝内经》曰："邪在肝则两胁中痛。"肝与胆为表里，肝脉布胁肋，胆脉循胁里，这说明胁痛与肝胆的关系甚为密切。

【病因病机】

肝居胁下，其经脉布于两胁，胆附于肝，其脉亦循于胁，故胁痛之病，主要责于肝胆。又因肝主疏泄，性喜条达，所以情志失调，肝气郁结；或气郁日久，气滞血瘀，瘀血停积；或精血亏损，肝阴不足，络脉失养；或脾失健运，湿热内郁，疏泄不利等，均可导致胁痛。其具体病因病机分述如下：

1. 肝气郁结　情志抑郁，或暴怒伤肝，肝失条达，疏泄不利，气阻络痹，而致胁痛。

2. 瘀血停滞　气郁日久，血流不畅，瘀血停积，胁络痹阻，出现胁痛；或强力负重，胁络受伤，瘀血停留，阻塞胁络，致使胁痛。

3. 肝胆湿热　外湿内伤，或饮食所伤，脾失健运，痰湿中阻，气郁化热，肝胆失其疏泄条达，导致胁痛。

4. 肝阴不足　久病或劳欲过度，精血亏损，肝阴不足，血虚不能养肝，使脉络失养，亦能导致胁痛。

【辨证与治则】

1. 肝气郁结

辨证：胁肋作痛，或左或右，痛无定处，常因情志波动发作，胸闷不舒，纳少，嗳气泛酸，善怒少寐，舌苔薄白，脉弦。

治则：疏肝解郁。

2. 瘀血停滞

辨证：胁痛如刺，痛处不移，有跌仆损伤病史，胁下胀痛拒按，或有痞块，舌质有瘀点瘀斑，脉弦或细涩。

治则：活血通络，行气止痛。

3. 肝胆湿热

辨证：起病急骤，右胁胀痛，如刺如灼，伴恶寒发热，口苦咽干，不思饮食，恶心呕吐，舌红，苔黄腻，脉弦滑或弦数。

治则：清热化湿，疏肝利胆。

4. 肝阴不足

辨证：胁痛隐隐，痛无定处，劳累时疼痛明显，低热，自汗，头晕目眩，心悸，舌质偏红，少苔，脉细数。

治则：滋阴养血，和络定痛。

【处方与技法】

1. 肝郁胁痛

处方：肝俞、期门、行间、阳陵泉。

技法：胁痛属肝证，用双手各握圆砭石或砭板从背部顺肋施分推、分擦、分揉法以疏肝理气。若属实证，在肝经、胆经用"迎而夺之"逆经泻法，疏肝解郁；若属虚证，用"随而济之"顺经补法，行推法或划法。

随证选穴：恶心呕吐加内关。

2. 瘀血胁痛

处方：大包、京门、行间、膈俞、三阴交。

技法：胁痛为肝气横逆，均用双手各握圆砭石或砭板从患侧背部顺肋向前施分推、分揉或分擦法以疏肝理气。肝经和胆经用"迎而夺之"逆经划法或推法。脾经以"随而济之"顺经行推法或划法，穴位用疾按徐提之补法，以健脾、调血气。俞穴、募穴用温法，以活血行气。

随证选穴：跌仆损伤，可结合"以痛为腧"取穴。

3. 湿热胁痛

处方：胆俞、日月、阳陵泉、支沟、太冲。

技法：俞穴、募穴以及肝经、胆经和三焦经穴均用砭擀指逆经施"迎而夺之"划法或推法；手握圆砭石从背俞穴向肋骨方向施推揉法，以疏肝利胆，泻肝胆湿热。

随证选穴：热重加大椎，呕吐、腹胀加中脘、足三里，心烦加郄门。

4. 阴虚胁痛

处方：肝俞、章门、三阴交、气海。

技法：虚证双手各握圆砭石或砭块，从胁部 5 ~ 11 肋缘向背部施分推、分揉，以活血养肝；肝经和脾经均用顺经划法或推法；或在俞穴、募穴用温法，以养肝生血。

随证选穴：潮热加膏肓，头晕加百会。

二十一、呃逆

【概述】

呃逆，俗称"打嗝"。症状是患者自觉胸膈气逆上冲，喉间呃呃连声，声短而频，令人不能自制，甚则妨碍谈话、吃饭、睡眠、工作等。若在腹部手术后发生呃逆，则增加患者痛苦，影响创口愈合。呃逆有偶然发生者，其症轻微，持续数分钟或数小时后，可不治而愈。也有继发于其他疾病过程中者，其症多重，可持续发作，也可间歇发作，多需治疗才能平复。

【病因病机】

呃逆的基本病因是胃气上逆动膈。诱发胃气上逆的因素常见以下几种：

1. 饮食不节　若过食生冷或寒凉药物，则寒气蕴蓄于胃，胃失和降，气逆上冲动膈而发呃逆；若过食辛辣或过用温补之剂，则燥热内盛，阳明腑实，气不顺行而上逆动膈，也可呃逆。

2. 情志不调　恼怒抑郁，肝失疏泄，气机不利，横逆犯胃，胃气上逆动膈而发呃逆。

3. 久病耗气　脾阳虚衰，痰浊中阻，胃气不降；或热病日久，胃阴被灼，虚火上逆，也可致呃逆。

【辨证与治则】

1. 饮食不节

（1）寒邪伤胃

辨证：呃逆声音沉缓有力，喜得热饮，胃脘冷胀，手足欠温，饮食减少，小便清长，大便溏薄，舌苔白滑，脉迟缓。

治则：温中祛寒，和胃降逆。

（2）邪热蕴胃

辨证：呃声响亮，连续有力，喜得冷饮，口臭，烦渴，面赤，大便秘结，小便黄赤，舌苔黄，脉滑数。

治则：清热除滞，和胃降逆。

2. 肝气犯胃

辨证：呃逆常由情志波动而诱发，睡时停止，醒后又发，急躁胁痛，胸闷脘痞，嗳气，舌苔薄白，脉弦。

治则：疏肝理气，和胃降逆。

3. 久病伤中

（1）脾胃阳虚

辨证：呃逆声音低弱，气不持续，形体消瘦，面色少华，手足欠温，食少纳差，腹胀，倦怠乏力，舌质淡胖，脉细或濡。

治则：补中益气，和胃降逆。

（2）胃阴亏耗

辨证：呃声断续急促，咽干口燥，烦渴，消瘦，自汗，舌绛少苔，脉细而数。

治则：益胃生津，和胃降逆。

【处方与技法】

主方：中脘、足三里、膈俞、内关。

主穴技法：手指按中脘穴上缘，手握砭擀指重按得气后，指尖向下、向左下或右下，以降气散痞解郁；肝经用砭擀指逆经施划法或推法，以疏肝理气；胃经用顺经补法，以补脾胃，培土抑肝。

1. 饮食不节

（1）寒邪伤胃

处方：中脘、足三里、膈俞、内关、胃俞、梁门。

技法：除主穴技法外，可将砭擀指加温或将电热砭调控至44℃，以温暖脾胃。

（2）邪热蕴胃

处方：中脘、足三里、膈俞、内关、下脘、陷谷。

技法：除主穴技法外，凉砭25℃左右，取"热者寒之"之意；或用徐按疾提之泻法，以清胃热祛邪。

2. 肝气犯胃

处方：肝俞、太冲、中脘、足三里、膈俞、内关。

技法：除主穴技法外，用徐按疾提之泻法，或肝经用"迎而夺之"逆经推法或划法。

3. 久病伤中

（1）脾胃阳虚

处方：脾俞、关元、中脘、足三里、膈俞、内关。

技法：除主穴技法外，用砭块加温或电热砭调控在42～45℃之间，以温补脾胃。

（2）胃阴亏耗

处方：太溪、三阴交、中脘、足三里、膈俞、内关。

技法：砭块加温或电热砭调控在 42～45℃之间，以温补脾胃。

二十二、呕吐

【概述】

呕吐是临床上常见的症状，由于胃失和降、气逆于上所引起的病证。任何病变有损于胃，皆可发生呕吐，前人以有物有声谓之呕，有物无声谓之吐，无物有声谓之干呕。其实呕与吐同时发生，很难截然分开，故一般并称为呕吐。

【病因病机】

胃主受纳和腐熟水谷，其气主降，以下行为顺，若邪气犯胃或胃虚失和，气逆而上，则发生呕吐。

1. 饮食所伤　饮食过多，或过食生冷油腻不洁等食物，皆可伤胃滞脾，而致食停不化，胃气不能下行，上逆而为呕吐。

2. 痰饮内扰　因劳倦太过，耗伤中气，或久病中阳不振，脾虚不能运化水湿，津液不能四布，聚而成痰成饮，积于胃中，当饮邪上逆时，发生呕吐。

3. 肝气犯胃　抑郁暴怒，肝失条达，横逆犯胃，胃气上逆而呕吐。

4. 感受外邪　风寒暑湿之邪，以及秽浊之气，循阳明内犯胃腑，以致胃失和降，水谷随气上逆，发生呕吐。

【辨证与治则】

1. 饮食所伤

辨证：呕吐酸腐，吐后轻快，嗳气食臭，恶进饮食，食入更甚。脘腹胀满或疼痛，大便秽臭或秘结，舌苔厚腻，脉滑实。

治则：消食导滞，和胃降逆。

2. 痰饮内扰

辨证：呕吐清水痰涎，脘闷不食，吐后喜得热饮，饮入肠鸣沥沥有声。面色少华，头眩心悸，舌淡苔白，脉滑或濡。

治则：蠲饮化痰，和胃降逆。

3. 肝气犯胃

辨证：呕吐多于食后情绪波动时发作，吐尽为快，呕吐吞酸，嗳气频繁，胸胁作痛。平素性情多烦善怒，易激惹。舌边红，苔薄白，脉弦。

治则：疏肝和胃，降逆止呕。

4. 外邪犯胃

辨证：突然呕吐，可伴发热恶寒，头身疼痛，胸脘满闷，偏寒则呕吐暴急，吐出多为清水稀涎，苔白脉浮。偏热则呕吐频繁，饮水进食即吐，吐出酸苦胆汁，口渴欲得冷饮，舌红脉数。

治则：解表和中。

【处方与技法】

1. 饮食呕吐

处方：下脘、璇玑、足三里、腹结。

技法：胃经用"迎而夺之"逆经施划法或推法，各穴用按揉法，或一指禅平补平泻法，或徐按疾提之泻法；用砭块或圆砭石在胃部紧贴皮肤轻按施顺时针揉法或推法。

随证选穴：腹痛便秘者加支沟、上巨虚，均施揉法。

2. 痰饮呕吐

处方：章门、公孙、内关、中脘、丰隆。

技法：募穴用一指禅法或沿顺时针走向按揉；脾经施顺经"随而

济之"温补法，以健脾化痰；胃经施逆经划法或推法。穴位按揉以平补平泻为原则。

随证选穴：脾胃虚寒加脾俞、胃俞，行温补法，可用砭块加温或电热砭。

3. 肝气呕吐

处方：上脘、阳陵泉、太冲、梁丘、神门。

技法：肝经和胆经用"迎而夺之"施逆经划法或推法，其经穴用徐按疾提之泻法；用砭块或圆砭石在背俞穴肝区向腹部肋缘顺肋推或揉至肋缘，以疏肝理气；上脘用一指禅法或按揉法，以平补平泻为原则；脾经、胃经用补法，以健脾和胃，培土抑木。

随证选穴：泛酸干呕加内关、公孙，均用砭块施揉法。

4. 外感呕吐

处方：大椎、外关、合谷、内庭、中脘、三阴交、太冲。

技法：大椎、风门和肺门施刮痧，大肠经及合谷均用泻法，中脘重按疾提使气向下运行，肝经及其穴位均用泻法；脾经、胃经用顺经划或推补法，以健脾和胃，泻胃经之火。

随证选穴：眩晕加风池（顺经），胃热重者加厉兑（徐按疾提之泻法）。

二十三、胃痛

【概述】

胃痛又称"胃脘痛"，以胃脘部经常发生疼痛为主症，并可兼见腹痛、纳呆、吞酸、肢冷等症状。由于疼痛部位在心下附近，故古代文献中有称之为"心痛""心下痛"者。至于由心脏疾病所引起的心痛，古文献中多称"真心痛"，应与胃痛加以区别。

【病因病机】

胃痛诱因众多，多由气机阻滞、胃脉不畅、不通则痛所引起。

1. 寒邪犯胃　外感寒邪，直中胃腑，或过食生冷，寒积于胃，可使气机阻滞，而致胃痛。

2. 痰热蕴胃　过食辛辣，肥甘厚味，郁而化火，痰浊内生，阻于脉络，气机不畅，不通则痛。

3. 肝气犯胃　恼怒郁闷，肝失条达，气机阻滞，横逆犯胃，而致胃痛。

4. 脾胃虚寒　素体虚弱，或思虑过度，劳倦内伤，脾阳不振，胃失和降，寒邪内阻，阻滞气机，而生疼痛。

5. 瘀血内阻　气滞日久，可致血瘀，阻于胃络，气血不畅，而生疼痛；或气滞血瘀，营阴不布，胃失濡养，而致疼痛。

【辨证与治则】

1. 寒邪犯胃

辨证：胃脘疼痛暴作，拘紧抽引，胃寒喜暖，得温痛减，口不渴或喜热饮，苔白，脉弦紧。

治则：温中散寒。

2. 痰热蕴胃

辨证：胃脘胀满疼痛，纳差，嗳腐吞酸，苔厚腻，脉滑数。

治则：清热化痰。

3. 肝气犯胃

辨证：胃脘胀痛，连及胁肋，嗳气频频，大便不爽，每因情志不畅引起，善太息，苔薄白，脉弦。

治则：疏肝和胃。

4. 脾胃虚寒

辨证：胃痛隐隐，泛吐清水，喜暖喜按，纳少，便溏，神疲乏力，手足欠温，舌淡脉弱。

治则：补脾健胃，温中止痛。

5. 瘀血内阻

辨证：胃脘刺痛，或有灼热感，痛处固定不移，按之痛剧，口渴喜冷饮，或可见便血如柏油，舌有瘀斑，苔少，脉细涩或细数。

治则：行气活血，益阴清热。

【处方与技法】

主方：中脘、足三里、内关。

技法：胃经和脾经、心包经多用"随而济之"顺经划法或推法以健脾和胃；中脘重按得气后使气向下或向左下、右下方运行；以"通则不痛"为原则治中焦，以行气止痛。

1. 寒邪犯胃

处方：主方配气海、胃俞。

技法：砭块加温或电热砭调控至 42～45℃，暖脾胃，散寒，化滞，止痛。

2. 痰热蕴胃

处方：主方配丰隆、内庭。

技法：脾经用砭块加温或电热砭调控至 42～45℃，以"随而济之"顺经施熨法、温法，以补脾化湿；胃经用"迎而夺之"逆经施划法或推法，以泻胃火，降胃气。各穴位以疾按徐提行补法或以徐按疾提行泻法。

3. 肝气犯胃

处方：主方配太冲、肝俞。

技法：用砭擀指"迎而夺之"逆经施划法或推法，或疾提徐按之泻法；用圆砭石从背俞穴向季肋施推法或揉法，以疏肝理气解郁。

4. 脾胃虚寒

处方：主方配关元、脾俞。

技法：俞穴、募穴用砭块加温或电热砭调控 42 ~ 45℃，温补脾肾。

5. 瘀血内阻

处方：主方配膈俞、太溪。

技法：主穴技法外，圆砭石、砭块加温或电热砭温补背俞穴，以活血散瘀。

二十四、腹痛

【概述】

腹痛是指以胃脘以下、耻骨毛际以上部位发生疼痛为主症的病证，临床极为常见，可伴发于多种脏腑疾病。

【病因病机】

引起腹痛的病因主要有寒邪内积、饮食停滞、肝郁气滞、脾肾阳虚。分述于下：

1. 寒邪内积　外受寒邪或过食生冷，寒凝气滞，寒入于内，阳气不通，脉络气血痹阻，不通则痛。

2. 饮食停滞　暴饮暴食，食进厚味辛辣或不洁之物，食积化热，壅滞肠道，腑气通降不利，遂成腹痛。

3. 肝郁气滞　忧思愤怒，致肝失条达，气机郁滞，不通则痛。

4. 脾肾阳虚　脾阳虚则运化无权，气血生化之源不足，肾阳虚则命门火衰，不能温煦脏腑经脉，而成虚性腹痛。

【辨证与治则】

1. 寒邪内积

辨证：腹痛暴作，痛势较剧，畏寒喜暖，得热痛减，恶心呕吐，大便溏薄或泄泻，腹中雷鸣，小便清长，口不渴，四肢欠温，舌淡红，苔薄白，脉弦紧。

治则：散寒理气，和胃止痛。

2. 饮食停滞

辨证：脘腹胀满，疼痛拒按，嗳腐酸臭，恶闻食气，恶心呕吐，吐后痛减，口气重浊，大便不爽，舌淡红，苔厚腻，脉弦滑。

治则：化食导滞。

3. 肝郁气滞

辨证：脘腹胀满，攻痛连胁，或痛无定处，胸闷太息，嗳气频作，每因烦恼郁怒而诸症加重，舌淡红，苔薄白，脉沉细；若肝郁化火，则痛势急迫，心烦易怒，嘈杂吞酸或恶心呕吐，面干口苦，舌红，苔薄黄，脉弦数。

治则：疏肝理气，和胃止痛。

4. 脏腑阳虚

辨证：胃痛隐隐，绵绵不绝，喜温喜按，纳呆腹胀，泛吐清水，面色少华，形瘦神疲，畏寒肢冷，腰膝酸软，大便溏薄，舌淡胖，边有齿痕，苔白，脉沉细而迟。

治则：温补脾肾。

【处方与技法】

1. 寒邪腹痛

处方：中脘、足三里、大横、公孙、合谷。

技法：中脘用砭块加温，或电热砭调控至40～44℃施温法，以温中散寒；脾经、胃经、大肠经均施温划或温熨法，以温经散寒。

随证选穴：伴有恶寒发热者加大椎，施泻法。

2. 食滞腹痛

处方：下脘、梁门、天枢、曲池。

技法：砭块加温，胃部施顺时针按揉法（在穴位处重点按揉）；胃经施顺经推法或划法，健脾调中和胃。

随证选穴：呕吐加内关，口渴加内庭，均用砭擀指施揉法。

3. 肝郁腹痛

处方：膻中、太冲、内关、阳陵泉。

技法：肝经、胆经用"迎而夺之"逆经施划法或推法，其经穴施疾提徐按之泻法，膻中用按揉法或一指禅法；脾经、胃经用补法，以培土抑木；用砭块或圆砭石从背俞穴顺肋向季肋推，以疏肝解郁。

随证选穴：肝火犯胃，迫血妄行而出现呕血、黑便，加膈俞、血海，均施补法。

4. 阳虚腹痛

处方：脾俞、肾俞、章门、关元。

技法：均用砭块加温到50℃，或电热砭调控至42～45℃，以温补脾肾；脾经、肾经用顺经划法或推法。

随证选穴：便溏加足三里、三阴交，均用砭石补法。

二十五、泄泻

【概述】

泄泻是指排便次数增多，粪便稀薄，甚至泻出如水样。以大便溏薄而势缓者为泄，大便清稀如水而直下者为泻。本病一年四季均可发生，但以夏秋两季为多见。腹泻反复发生或迁延数月者称慢性腹泻，慢性腹泻每因感染而急性发作，其证候多虚实夹杂。

【病因病机】

泄泻的主要病变部位在于脾胃、大肠、小肠。其致病原因，有感受外邪、饮食所伤、七情不和、脏腑虚弱等，但主要在于脾胃功能障碍。证型可分为以下几类。

1. 寒湿泄泻　因感受寒湿之邪，寒湿困脾，运化失常，寒入大肠，传导失常，清浊不分而成泄泻。

2. 湿热泄泻　感受湿热之邪，邪客肠胃，致气机不利，湿热互结，肠胃的运化与传导功能失常而生泄泻。

3. 食滞泄泻　饮食过量，宿食内停；或过食肥甘，呆胃滞脾；或多食生冷，误食不洁之物。以上均会损伤脾胃，引起传导失职，升降失调，而发生泄泻。

4. 脾虚泄泻　脾胃素虚或思虑伤脾，脾气虚不能消磨水谷，运化失常，则大便溏泻。

5. 肾虚泄泻　肾阳不振，命门火衰，或因脾虚久泻，脾病及肾，肾阳虚衰，不能助脾腐熟水谷，以致完谷不化，则水湿积滞泛溢肠间，引起泄泻。

【辨证与治则】

1. 寒湿泄泻

辨证：腹痛肠鸣拒按，大便清稀，水谷相杂，甚如水样，肢体困重，或伴恶寒发热，头痛，骨节酸痛，舌苔白腻，脉濡缓。

治则：温散寒邪，健脾利湿。

2. 湿热泄泻

辨证：泻下急迫，腹痛即泻，势如水柱，或便稀黄夹有黏液，气味秽臭，肛门灼热，或兼后重，小便短赤，身热，烦渴喜冷饮，舌红苔腻，脉滑数。

治则：清热利湿，调和肠胃。

3. 食滞泄泻

辨证：腹痛拒按，肠鸣辘辘，泻下粪便，臭如败卵，泻后痛减，脘腹痞满，嗳腐酸臭，不思饮食，舌淡红，苔厚腻，脉滑。

治则：消食导滞，调理脾胃。

4. 脾虚泄泻

辨证：大便溏薄，水谷不化，腹满肠鸣，面色萎黄，神疲肢软，不思饮食，稍进生冷油腻便次即增，舌淡，苔白，脉濡缓。

治则：健脾和胃，益气化湿。

5. 肾虚泄泻

辨证：黎明腹痛，肠鸣即泻，泻后则安，完谷不化，腹部畏寒，形寒肢冷，腰膝酸软，面色黑，舌淡苔白，脉沉细。

治则：温补脾肾，敛肠止泻。

【处方与技法】

1. 寒湿泄泻

处方：大肠俞、天枢、气海、合谷、足三里、阴陵泉。

技法：俞穴、募穴用温补法，也可将电热砭调控至45～48℃，脾经、胃经各穴以疾按徐提为原则，用砭擀指施熨法、温法。

随证选穴：肢冷脉浮加神阙。

2. 湿热泄泻

处方：天枢、气海、合谷、上巨虚、阴陵泉、三阴交。

技法：脾经顺经施划法或推法；气海用温补法，健脾渗湿；大肠经和胃经用逆经"迎而夺之"推法或划法。

随证选穴：热重加曲池、太白。

3. 食滞泄泻

处方：脾俞、中脘、天枢、足三里、公孙。

技法：俞穴、募穴用按揉法或一指禅，以平补平泻为原则；天枢用温补法；脾经、胃经用顺经推法或划法，其穴位用疾按徐提之补法。

随证选穴：呕吐加内关。

4. 脾虚泄泻

处方：脾俞、胃俞、大肠俞、天枢、气海、归来、足三里、阴陵泉。

技法：胃经和脾经均以"随而济之"顺经行划法、推法或熨法，脾俞、胃俞用砭块或电热砭施温补法，其他穴位用温法或疾按徐提之补法。

随证选穴：脱肛加百会、长强，以益气升阳。

5. 肾虚泄泻

处方：脾俞、肾俞、命门、大肠俞、天枢、气海、关元、足三里。

技法：肾经、脾经和胃经均用顺经温法、推法、划法或熨法。穴位用温法，以疾按徐提为原则。

随证选穴：脘痞加公孙，还可用砭块或电热砭在胃脘部以顺时针走向施按揉法。

二十六、水肿

【概述】

水肿是指水湿泛滥于肌肤引起局部或全身肿胀的一种病证，多按之凹陷不起，如糟囊之状，以头面、眼睑、下肢等部位多见。

【病因病机】

本病多因外感、内伤多种因素致肺之通调、脾之转输、肾之蒸化，三焦之决渎、膀胱之气化功能失调，以致气机不利，水液壅滞，停滞于内，泛滥肌肤，发为水肿。临床分为阳水、阴水两大类。

1. 阳水　指病在上在外，偏于热证、实证，起病较急，多从头面部先肿，肿势以腰以上为著。因冒雨涉水，浴后受风，或肌肤疮疖，热毒内陷，而致肺失通调，脾失输布，水湿内停，泛于肌肤而成。

2. 阴水　指病在下在内，偏于寒证、虚证，起病较缓，多从足跗先肿，肿势以腰部以下为剧。因饥饱失宜，脾气虚弱，或劳倦纵欲，伤及肾气。脾虚则运化无权，水湿潴留。肾虚则气化失职，开阖不利，致水邪泛滥成水肿。

【辨证与治则】

1. 阳水

辨证：眼睑浮肿，如卧蚕状，继之四肢浮肿甚，按之凹陷，恢复较快，皮肤光泽，小便短少，伴恶寒发热，肢体酸痛，咳嗽气短，舌苔薄白，脉浮。

治法：祛风解表利水。

2. 阴水

辨证：足跗先肿，渐及周身，腰部以下肿甚，按之凹陷，恢复较慢，皮肤晦暗，小便短少，伴脘痞，便溏，四肢倦怠，腰酸腿软，舌淡苔白腻，脉沉细弱或濡缓。

治法：温肾助阳，化气利水。

【处方与技法】

1. 阳水

处方：肺俞、偏历、阳陵泉、合谷、外关、三焦俞。

技法：手阳明经施"迎而夺之"逆经划法或推法；肺经与三焦经施"随而济之"顺经划法或推法，补肺气，通调三焦，以通水道；背俞穴用疾按徐提之补法，大肠经穴用疾提徐按之泻法。

随证选穴：身热甚加大椎，小便短少加中极。

2. 阴水

处方：足三里、脾俞、肾俞、水分、气海、太溪。

技法：脾经、胃经、肾经均用"随而济之"顺经划法、推法、熨法；背俞穴用温法，以疾按徐提为原则。

随证选穴：腰膝酸痛加腰阳关、命门，小便短少加关元、中极。

二十七、便秘

【概述】

便秘是指大便秘结不通，粪质干燥、坚硬，排便艰涩难下，常数日一行。

正常情况下，饮食入胃，经胃之腐熟，脾之运化，吸收其精微，所余糟粕由大肠传送而出，成为大便，每日一行。排便时间延长或排出困难者，均为便秘。临床有热秘、气秘、虚秘、冷秘之不同。

【病因病机】

1. 热秘　素体阳盛或嗜烟饮酒，过食辛辣厚味，或肺燥、肺热下移于大肠，阳明积热，耗伤津液，大便干燥而腑气不通，而成"热秘"。

2. 气秘　情志不畅，肝胆气机郁滞，疏泄失职，致大肠气机郁滞，传导失职，而成"气秘"。

3. 虚秘　年老体弱或病后、产后气血两亏，气虚则大肠传导无力，血虚津亏则肠失滋润，而成"虚秘"。

4. 冷秘　素体阳虚而老年真阳不足，脾肾阳虚，不能蒸化津液，温润肠道，以致阴寒内结，糟粕不行，凝积肠道，而成"冷秘"。

便秘的形成，虽属大肠传导失职，但与肺、脾、肾三脏亦有密切联系。因肺主肃降，与大肠相表里，肺气不降或肺移热于大肠，均可导致大肠传导失职而成便秘；脾主运化，脾虚运化失健，大肠传导无力，津液输布失常，大肠失于濡润，糟粕内停，形成便秘；肾开窍于二阴，司二便，肾阴不足则肠道干涩，肾阳不足则阴寒凝结，均可导致大肠传导失常而成便秘。

【辨证与治则】

1. 热秘

辨证：大便干结，小便短赤，面红心烦，口干口臭，腹胀而痛，或伴发热，舌质红，苔黄燥，脉滑实。

治则：清热润肠。

2. 气秘

辨证：大便秘结，欲便不得，甚则腹中胀痛，嗳气频作，胁痛痞满，纳差，舌红，苔薄白，脉弦。

治则：顺气导滞。

3. 虚秘

辨证：腹无胀痛，但觉小腹不舒，有便意而努挣乏力，多汗，短气，疲惫，面色少华，心悸，头晕眼花，舌淡白，脉细弱无力。

治则：补气养血。

4. 冷秘

辨证：大便艰涩，排出困难，甚则脱肛，腹中冷痛，畏寒肢冷，面色白，小便清长，夜尿增多，腰冷膝软，舌淡，苔白，脉沉迟。

治则：补肾助阳，温通开结。

【处方与技法】

1. 热秘

处方：合谷、曲池、大横、上巨虚。

技法：砭擀指放置冰箱降温后取出，在大肠经、胃经用"迎而夺之"逆经推法或划法，其穴用徐按疾提之泻法；大横用按揉法。

随证选穴：热盛伤津加照海，用砭擀指施疾按徐之提补法以滋肾。

2. 气秘

处方：气海、天枢、行间、阳陵泉。

技法：肝经、胆经均用"迎而夺之"逆经推法或划法，其穴施以徐按疾提之泻法；气海和天枢用揉法，以徐按疾提为原则。

随证选穴：咳逆上气者加膻中。

3. 虚秘

处方：脾俞、胃俞、大肠俞、三阴交、足三里。

技法：胃经、脾经均用"随而济之"推法、划法、熨法，其穴用疾按徐提之揉法；俞穴用砭块温补法。

随证选穴：气虚下陷之脱肛加百会、长强，血虚甚加膈俞。

4. 冷秘

处方：肾俞、气海、关元、大横。

技法：肾经、脾经用"随而济之"熨法，俞穴、募穴及其他腧穴可用温补法。

随证选穴：年老体虚、命门火衰加命门。

二十八、产后腹痛

【概述】

新产后出现以小腹疼痛为主症者，称为"产后腹痛"。因瘀血停滞引起的产后腹痛又称"儿枕痛"。

【病因病机】

可归纳为三个方面：一是产时亡血伤津，致冲任空虚，胞脉失养；二是产后余血浊液滞留胞宫，而成瘀血阻滞；三是产后体虚，易为外邪所伤。三者之中任何一种病因，都可能引起冲任气血失调，导致产后腹痛。

1. 血虚失养　产妇素体阴血不足，或产时用力汗出，亡血伤津，均可致产后冲任空虚，脉络不充，血行不畅，胞脉失养，不荣则痛。

2. 寒凝血滞　产后体虚，寒邪内侵，伤及胞脉。寒主凝滞，血为寒凝，瘀滞不行，胞脉不畅，则引起腹痛。

3. 气滞血瘀　产妇素体精神抑郁，或产后暴怒伤肝，皆可引起肝气不疏，气机不宣。气为血之帅，气滞则血凝，瘀阻胞脉，恶露当下不下，不通则痛。

【辨证与治则】

1. 血虚失养

辨证：产后小腹隐痛，腹软，喜温按，恶露量少、色淡、质稀，伴面色无华，头晕耳鸣，心悸少寐，神疲乏力，舌质淡，苔薄，脉虚细。

治则：益气养血，调理冲任。

2. 寒凝血滞

辨证：产后小腹冷痛，按之不舒，得热痛减，恶露量少，色暗有块，伴畏寒肢冷，溲清便溏，舌质淡暗，苔白滑，脉沉细迟或沉紧。

治则：温经散寒，通络止痛。

3. 气滞血瘀

辨证：产后小腹胀痛拒按，恶露量少，色紫暗有块，伴胸胁胀满，烦躁太息，纳呆口苦，舌质暗或有瘀斑瘀点，苔薄，脉沉涩。

治则：疏肝理气，活血止痛。

【处方与技法】

1. 血虚失养

处方：关元、气海、膈俞、足三里、三阴交。

技法：脾经、胃经均用熨法或疾按徐提之补法；膈俞或关元、气海均用温补法（砭块加温，或电热砭调控至 42~45℃），以健脾和胃，补养气血。

2. 寒凝血滞

处方：关元、肾俞、三阴交。

技法：足太阴和足太阳经用温法、推法或划法，以热散寒，砭石具有极远红外线，能改善血气运行，以行气活血，化瘀消滞。

3. 气滞血瘀

处方：中极、归来、膈俞、血海、太冲。

技法：均用砭块加温或电热砭法施各穴，以养肝、行气、活血。

二十九、月经不调

指月经周期、经量、经色等发生异常为主，并伴有其他症状。主要因脏器受损，肝、脾、肾功能失常，气血失调，冲任损伤所致。本篇仅就月经周期异常，即经早、经迟、经乱 3 种情况加以阐述。

（一）经早

【概述】

指月经周期提前 7 天以上，甚至十余日一行者，亦称"月经先期"。

【病因病机】

1. 气虚　饮食失节，劳倦过度，损伤脾气，统摄无权，冲任失固，致月经先期而致。

2. 阳盛血热　素体阳盛，或过食辛辣助阳之品，热伏冲任，迫血下行，致月事先行。

3. 肝郁血热　郁怒伤肝，木火妄动，热蕴胞宫，迫血妄行，致月经先期而行。

4. 阴虚血热　素体阴虚，或久病损伤气阴，水亏火旺，热扰冲任，血海不宁，经血先期而下。

【辨证与治则】

1. 气虚

辨证：月经周期提前，经量增多，色淡质稀，小腹空坠，纳少便溏，神倦肢疲，舌质淡，脉细弱。

治则：补气摄血调经。

2. 阳盛血热

辨证：经来先期，量多，色深红或紫，质黏稠，或伴胸闷烦躁，面红口干，小便短黄，大便燥结，舌质红，苔黄，脉数。

治则：清热凉血调经。

3. 肝郁血热

辨证：月经提前，量或多或少，色紫红有块，或少腹胀痛，胸闷胁胀，乳房胀痛，心烦易怒，舌红苔薄黄，脉弦数。

治则：清肝解郁调经。

4. 阴虚血热

辨证：经来先期，量少或多，色红质稠，或伴颧红，五心烦热，舌红少苔，脉细数。

治则：养阴清热调经。

【处方与技法】

1. 气虚

处方：关元、血海、足三里、脾俞。

技法：胃经、脾俞均用"随而济之"顺经推法、熨法或划法；砭块加温或电热砭调控至42～43℃，以疾按徐提为原则。

2. 阳盛血热

处方：血海、中极、三阴交、曲池。

技法：脾经和大肠经施"迎而夺之"逆经划法，其穴用徐按疾提之泻法。

3. 肝郁血热

处方：关元、血海、太冲、大敦、三阴交。

技法：肝经用"迎而夺之"逆经划法或推法，以疾提徐按为原则；脾经及其穴用砭擀指施"随而济之"推法或划法；用圆砭石从背部肺俞向季肋施推法或揉法，以疏肝解郁。

4. 阴虚血热

处方：太溪、三阴交、肾俞、然谷。

技法：肾经、脾经均用"随而济之"顺经熨法、划法或推法，肾俞、太溪等穴用疾按徐提之温法，以补肾滋阴。

随证选穴：心烦加间使，盗汗加阴郄、后溪，瘀血加中极、四满，月经过多加隐白。均用砭擀指施疾按徐提之补法。

（二）经迟

【概述】

指月经周期延后 7 天以上，甚至 40～50 日一至，又称"月经后期"。

【病因病机】

1. 虚寒　虚者与阳虚、血虚有关，实者与寒凝、气滞有关。

2. 血虚　久病体虚，饮食劳倦，损伤脾胃，气血生化之源不足，血海空虚，冲任失养致经水后期而至。

3. 血寒　经行产后，外感寒邪，贪凉饮冷，寒邪留滞胞宫，血为寒凝，冲任欠通，以致经迟。

4. 气滞　忧思抑郁，气失调达，血凝气滞，运行不畅，阻滞冲任，血海不能如期满溢，以致月经延后。

【辨证与治则】

1. 虚寒

辨证：经期后延，量少，色淡红，质清稀，无血块，小腹隐痛，喜温喜按，腰酸无力，小便清长，大便稀溏，舌淡苔白，脉沉迟或细弱。

治则：温阳祛寒，和血调经。

2. 血虚

辨证：经期后延，量少，色淡红，无块或少腹痛，或头晕眼花，心悸少寐，面色苍白或萎黄，舌质淡红，脉细弱。

治则：补血调经。

3. 血寒

辨证：经期后延，量少，色暗有血块，小腹冷痛，得热减轻，畏寒肢冷，苔白，脉沉紧。

治则：温经散寒调经。

4. 气滞

辨证：经期延后，量少色暗红，或有血块，小腹胀，或胸腹、两胁、乳房胀痛，舌苔正常，脉弦。

治则：理气调经。

【处方与技法】

1. 虚寒

处方：关元、命门、肾俞、三阴交。

技法：肾经、脾经均用顺经"随而济之"熨法、推法或划法；穴位用一指禅法，以疾按徐提为原则；俞穴、募穴和命门用温补法。

2. 血虚

处方：气海、三阴交、足三里、脾俞。

技法：脾经、胃经均用"随而济之"顺经熨法、划法或推法，脾俞、气海用温补法。

3. 血寒

处方：神阙、关元、三阴交、气穴。

技法：用电热砭或砭块施温补法，在脾经顺经施熨法、推法。

4. 气滞

处方：气海、太冲、血海、蠡沟。

技法：肝经及太冲用砭擀指施逆经推法或划法，气海用疾按徐提之温补法；脾经及其腧穴以补法为原则，施熨法、推法、划法。

随证选穴：小腹胀满加中极、四满，心悸失眠加神门，上述三穴用砭擀指施平补平泻之揉法；小腹冷痛加关元，用电热砭或砭块加温。

（三）经乱

【概述】

指月经周期提前或延后 7 天以上者，又称为"月经先后无定期"。

【病因病机】

本病发病机理在于气血失于调节而导致血海蓄溢失常，多由肝气郁滞或肾气虚衰所致。

1. 肝郁　情志不遂，肝失疏泄，气血失调，血海蓄溢失常，则月经先后不定期。

2. 肾虚　素体肾气不足，或年少肾气未充，多产房劳，肾气亏损，藏泄失司，冲任失调致经期紊乱。

【辨证与治则】

1. 肝郁

辨证：月经周期不定，经量或多或少，色紫红，有血块，经行不畅，或有胸胁、乳房、少腹胀痛，脘闷不舒，时叹息，嗳气食少，苔薄白或薄黄，脉弦。

治则：疏肝理气调经。

2. 肾虚

辨证：经来先后无定期，量少，色淡暗，质清，或腰骶酸痛，或头晕耳鸣，舌淡苔少，脉细尺弱。

治则：补肾调经。

【处方与技法】

1. 肝郁

处方：选任脉、肝经和脾经的俞穴、募穴及其相关穴位。如关元、太冲、肝俞、期门、血海。

技法：肝经及其俞穴、募穴均用徐按疾提之泻法，关元和脾经施顺经温法、熨法。

2. 肾虚

处方：关元、命门、肝俞、肾俞、太溪。

技法：俞穴、募穴和命门均用补法或温补法。

随证选穴：经行不畅加蠡沟，胸胁胀痛加支沟、太冲，均用砭擀指施平补平泻之揉法。

三十、痛经

【概述】

指妇女正值经期或行经前后，出现周期性小腹疼痛，或痛引腰骶，甚则剧痛昏厥者，亦称"经行腹痛"。

【病因病机】

在行经前后或经期，致病因素乘时而作，冲任、胞脉气血不畅，"不通则痛"。或冲任、胞脉失于濡养，"不荣则痛"。临床常见有气滞血瘀、寒湿凝滞、气血虚弱、肝肾虚损等证候。

　　1. 气滞血瘀　七情所伤，肝气不舒，气郁血滞，经气不畅，发为痛经。

　　2. 寒湿凝滞　行经期间受寒饮冷，寒湿客于胞宫，经血凝滞，阻于胞中而发痛经。

　　3. 气血虚弱　素体虚弱，久病气血不足，血海空虚，冲任、胞脉失养而致痛经。

　　4. 肝肾虚损　多产房劳，禀赋不足，肝肾本虚，精亏血少，冲任不足，胞脉失养，经行之后精血更虚，发为痛经。

　　【辨证与治则】

　　1. 气滞血瘀

　　辨证：经前或经期小腹胀痛，胀甚于痛，经行不畅，月经量少，痛减，经净疼痛消失，或伴胸胁乳房作胀，舌质暗或有瘀斑，苔薄白，脉沉弦。

　　治则：调气化瘀，理气止痛。

　　2. 寒湿凝滞

　　辨证：经前或行经期小腹绞痛，并有冷感，按之痛甚，甚则连及腰背，月经后期，量少，经行不畅，色紫黑有块，苔白腻，脉沉紧。

　　治则：温经散寒，除湿止痛。

　　3. 气血虚弱

　　辨证：经期或经净后小腹绵绵作痛，且有空坠不适之感，喜按，月经色淡红，无血块，面色苍白少华，倦怠无力，头晕，心悸寐少，舌淡，舌体胖大边有齿痕，苔薄，脉细弱。

　　治则：补益气血。

　　4. 肝肾虚损

　　辨证：经后小腹绵绵作痛，月经先后无定期，经量或多或少，色淡红，无血块，腰膝酸软，夜寐不酣，头晕耳鸣，目昏，舌红苔薄，脉细。

治则：补养肝肾。

【处方与技法】

1. 气滞血瘀

处方：以任脉、肝经和脾经及其相关的穴位为主，取穴气海、行间、三阴交、地机。

技法：肝经用砭擀指施逆经推法、划法；任脉和脾经用砭擀指施顺经推法或划法，或用砭块、电热砭施温补法。

随证选穴：胀甚者加太冲、蠡沟，均用砭擀指施徐按疾提之泻法或平补平泻之揉法。

2. 寒湿凝滞

处方：关元、肾俞、大赫、三阴交。

技法：用砭块、电热砭施温补法。

随证选穴：腹痛连腰加命门，剧痛加次髎、归来，均可用砭块、电热砭施温补法。

3. 气血虚弱

处方：气海、足三里、脾俞、胃俞、膈俞。

技法：俞穴、募穴和脾经、胃经用"随而济之"顺经推法、划法、熨法，穴位用砭擀指施疾按徐提之补法。

4. 肝肾虚损

处方：太溪、三阴交、血海、肝俞、肾俞。

技法：肾经、肝经、脾经均用推法、划法和熨法，穴位用砭擀指施疾按徐提之补法。

随证选穴：腰膝酸痛加腰眼，用砭擀指施揉法；头晕用砭梳从发际到巅顶太阳经施顺经梳法；耳鸣在外耳道插入砭板角施旋法。

三十一、闭经

【概述】

指女子年逾 18 岁，月经仍未来潮，或已形成月经周期，但又连续中断 3 个月以上者，前者为"原发性闭经"，后者为"继发性闭经"。

【病因病机】

本病病因病机较复杂，但基本可分为虚实两大类。实证主要有气滞血瘀、痰湿阻滞、寒凝胞宫，虚证有肾气亏虚、气血虚弱。

1. 肾阴不足 房劳多产，久病虚损，损耗阴精，冲任虚竭，胞宫无血以下。

2. 肾阳不足 肾阳衰弱，阳气不达，寒从中生，虚寒滞血所致闭经。

3. 气血虚弱 饮食劳倦，忧思过度，损伤脾胃，营血不足，冲任亏虚，血海空乏，月事不潮而经闭血枯。

4. 气滞血瘀 七情内伤，肝气不疏，气血不畅，冲任瘀阻，胞脉壅塞，经水阻隔不行。

5. 痰湿阻滞 脾失健运，湿聚生痰，阻滞冲任，胞脉闭而经不行。

6. 寒凝胞宫 经期贪凉饮冷，血室正开，寒邪外侵，血为寒凝，冲任受阻，经水不下。

【辨证与治则】

1. 肾阴不足

辨证：月经初潮较迟，量少，色红或淡，渐至闭经，形体消瘦，头晕耳鸣，腰酸腿软，舌红少苔，脉细数。

治则：健脾养血，滋肾调经。

2. 肾阳不足

辨证：月经日久不行，头晕腰酸，夜尿量多，体寒畏冷，面色白，小腹时有作胀，舌淡苔白，脉沉细。

治则：温肾助阳，养血通经。

3. 气血虚弱

辨证：月经后期量少，色淡，渐至闭经，面色无华，头晕心悸，神倦肢软，纳少，便溏，舌唇色淡，脉细弱。

治则：益气养血，健脾调经。

4. 气滞血瘀

辨证：月经数月不行，烦躁易怒，胸胁胀满，或时有嗳气，呃逆，小腹胀痛，舌质紫暗，边有瘀点，脉沉迟或沉涩。

治则：理气行滞，活血化瘀以通经。

5. 痰湿阻滞

辨证：经期后延，终至闭经，形体日趋肥胖，带下量多，色白，胸脘满闷，恶心欲呕，口腻痰多，苔腻，脉滑。

治则：燥湿化痰，调气活血通经。

6. 寒凝胞宫

辨证：月经停闭，面色苍青，怕冷喜温，带下稀白，舌质淡，苔薄白，脉沉迟。

治则：温经散寒活血。

【处方与技法】

1. 肾阴不足

处方：肾俞、太溪、志室、气海、三阴交。

技法：俞穴、募穴用砭块或电热砭施温补法；脾经、肾经施顺经"随而济之"熨法、划法或推法，其穴位均用砭擀指施疾按徐提之补法。

2. 肾阳不足

处方：肾俞、命门、关元、气海、然谷、归来。

技法：背俞穴及腹部募穴用砭块或电热砭施温法，以疾按徐提为原则。

3. 气血虚弱

处方：气海、脾俞、胃俞、足三里、三阴交、归来。

技法：胃经、脾经及其俞穴、募穴均用温补法。

4. 气滞血瘀

处方：合谷、三阴交、地机、血海、气冲。

技法：手足阳明经及其穴均用泻法，气冲用温法，以温经活血。

5. 痰湿阻滞

处方：脾俞、胃俞、三阴交、丰隆、中极、三焦俞。

技法：脾经、胃经和三焦经腧穴及俞穴、募穴用砭块或电热砭施温补法，或用砭擀指施推法、划法或熨法。

6. 寒凝胞宫

处方：天枢、关元、归来、腰阳关、关元俞、三阴交。

技法：经脉、穴位均用砭块或电热砭施温法、推法、划法或熨法，以疾按徐提之补法为原则。

三十二、绝经前后诸证

【概述】

部分妇女在绝经期前后发生内分泌功能紊乱，导致出现一些与绝经有关的症状，如经行紊乱、眩晕耳鸣、烘热汗出、心悸失眠、情志异常等。这些症状轻重不一，参差出现，持续时间或长或短，短者一年半载，长者迁延数年。

【病因病机】

妇女在绝经前后，肾气渐衰，天癸渐竭，冲任亏虚，月经将断而致绝经，由于素体差异及生活环境影响，致阴阳失调、脏腑气血失和而表现为一系列证候，临床常见肝阳上亢、心血亏损、脾胃虚弱、痰气郁结四型。

1. 肝阳上亢　素体阴虚或数脱于血，多产房劳致肾阴亏损，阳失潜藏，水不涵木，引起肝阳上亢。

2. 心血亏损　劳心过度，营血暗伤。

3. 脾胃虚弱　绝经之期肾气渐衰，素体阳虚，或过用寒凉致命门火衰，火不暖土，或劳倦过度，伤及脾气，终致脾胃虚弱。

4. 痰气郁结　因脾失健运，水湿停聚，凝而为痰，阻滞气机所致。

【辨证与治则】

1. 肝阳上亢

辨证：头晕目眩，心烦易怒，烘热汗出，腰膝酸软，经来量多，或淋漓漏下，舌红，脉弦细而数。

治则：平肝潜阳，滋水涵木。

2. 心血亏损

辨证：心悸怔忡，失眠多梦，五心烦热，情志失常，舌红少苔，脉细数。

治则：养血宁心安神。

3. 脾胃虚弱

辨证：面白，神倦肢怠，纳少便溏，面浮肢肿，舌淡苔薄，脉沉细无力。

治则：温中健脾养胃。

4. 痰气郁结

辨证：形体肥胖，胸闷，脘腹胀满，嗳气吞酸，呕恶食少，浮肿便溏，苔腻脉滑。

治则：理气化痰。

【处方与技法】

1. 肝阳上亢

处方：风池、太冲、太溪、肝俞、肾俞。

技法：肝经、胆经施"迎而夺之"逆经划法或推法；肝俞、肾俞用徐按疾提之泻法；肾经及太溪均用推法、划法或熨法，以徐按疾提为原则。

随证选穴：烘热加涌泉、照海，用砭擀指施疾按徐提之补法；腰酸痛加肾俞、腰眼，用砭块施温补法；心烦加大陵，用砭擀指施按揉法。

2. 心血亏损

处方：心俞、脾俞、肾俞、三阴交、内关。

技法：脾经施顺经推法、划法或熨法，其穴位施疾按徐提之补法；背俞穴用温补法。

随证选穴：失眠加神门、四神聪，用砭梳施顺经梳法，以活血养脑安神；心悸加通里，五心烦热加劳宫，神志失常加人中、大陵，均用砭擀指施平补平泻法。

3. 脾胃虚弱

处方：脾俞、胃俞、章门、中脘、足三里、肾俞。

技法：用补法或温补法。

随证选穴：腹胀加中脘、气海，便溏加天枢、阴陵泉，浮肿加关元、水分。上述各穴均用砭擀指施一指禅法或揉法，以平补平泻为原则。

4. 痰气郁结

处方：膻中、中脘、气海、支沟、丰隆、三阴交。

技法：胸部、腹部募穴施疾按徐提之补法，心包经、脾经、胃经施"随而济之"顺经推法、划法或熨法。

随证选穴：呕恶加内关、公孙，用砭擀指施一指禅法或揉法，以平补平泻为原则；腹胀便溏加天枢、关元，用砭块或电热砭施温补法。

三十三、妊娠痫证

【概述】

妊娠6～7个月后，或正值临产或新产数小时之内，突然昏倒，不省人事，四肢抽搐，全身僵直，牙关紧闭，称为妊娠痫证，亦称"子痫"。

【病因病机】

本病多因素体肝肾阴虚，因妊娠愈发亏虚，以致精血不足，肝阳偏亢；孕期阴血聚而养胎，血不养肝，筋脉失濡，则肝风内动，致痫证发作。

【辨证与治则】

1. 未发时

辨证：妊娠后期，头目眩晕，面色潮红，口苦咽干，下肢浮肿，舌红，脉弦数。

治则：育阴潜阳，平肝息风。

2. 发作时

辨证：猝然昏倒，不省人事，四肢抽搐，牙关紧闭，目睛直视，口吐白沫，舌红或绛，脉弦数或弦滑。

治则：醒脑息风，镇静安神。

【处方与技法】

1. 未发时

处方：肝俞、肾俞、太冲、太溪、三阴交。

技法：肝经及其穴位均用"迎而夺之"逆经划法或推法，以徐按疾提为原则；脾、肾两经均用顺经推法、划法或熨法，穴位用疾按徐提之补法。

2. 发作时

处方：人中、内关、后溪、涌泉、三阴交。

技法：人中穴采用砭擀指疾按徐提法，其指尖向鼻中隔方向施法；内关穴亦采用疾按徐提之补法；余穴均采用砭擀指揉法或一指禅法，以平补平泻为原则。

随证选穴：牙关紧闭加下关、颊车，头晕目眩加四神聪、印堂，抽搐不止加阳陵泉、曲泉，痰涎壅盛、喉中痰鸣加丰隆、上脘、天突。上述各穴均用砭擀指施揉法或一指禅法，以平补平泻为原则。

三十四、乳少

【概述】

产后乳汁分泌少或全无，不能满足婴儿需要者称为"乳少"或"乳汁不足"。

【病因病机】

气血不足，乳汁无以化生，或是乳汁运行通路受阻，皆可导致乳少。

1. 气血虚弱　乳汁为气血所化。如产妇素体气血不足，或产时过度耗伤气血，或产后失养，脾胃虚弱，均可导致气血亏虚，乳汁生化乏源。

2. 肝郁气滞　素多抑郁，或产后情志不遂，肝失调达，气机不畅，乳脉不通，乳汁运行不畅，故无乳。《儒门事亲》曰："啼哭悲怒郁结，气溢闭塞，以致乳脉不行。"

【辨证与治则】

1. 气血虚弱

辨证：产后乳汁少甚或全无，乳汁稀薄，乳房柔软无胀感，面色少华，倦怠乏力，舌淡，苔薄白，脉细弱。

治则：健脾养血，益气生乳。

2. 肝郁气滞

辨证：产后乳少或全无，乳房胀满疼痛，胸胁胀满，精神抑郁或心烦口苦，纳少无味，舌质淡红，苔薄黄，脉弦。

治则：疏肝理气，解滞通乳。

【处方与技法】

1. 气血虚弱

处方：膻中、乳根、脾俞、足三里。

技法：用电热砭或砭块在乳房乳根施温法、揉法，脾俞用温补法。

2. 肝郁气滞

处方：膻中、乳根、少泽、太冲。

技法：膻中、乳根、少泽施轻揉法，砭擀指在太冲穴施徐按疾提之泻法。

三十五、小儿痿证

【概述】

小儿痿证，又称"小儿麻痹症"，是由感受时邪疫毒引起的一种传染性疾病。临床表现早期类似感冒，有发热、咳嗽、咽红、全身肌肉疼痛，或伴有呕吐、腹泻等症状，继而肢体痿软、肌肉迟缓，后期以肌肉萎缩、骨骼畸形为主要临床特征。

本病多见于 1~5 岁的幼儿，尤以 6 个月到 2 岁者为最多，学龄儿童及成人也可发生，好发于夏秋季节，其他季节亦有发生。

【病因病机】

本病由于风热暑湿时行疫毒之邪，由口鼻入侵而引起，首先侵犯肺胃。

1. 风热袭肺　耗伤肺之津液，肺朝百脉而输布津液，肺热叶焦则筋脉失养而成痿。

2. 湿热蕴蒸阳明　阳明受病则宗筋迟缓，不能束筋骨、利关节而成痿。

3. 病久不愈　损及肝肾，精血亏损，则出现筋软骨痿、肌肉萎缩、迟缓不收等。

总之，本病累及肺、胃、肝、肾，乃肌肉、血脉、筋骨三者受损的疾病。

【辨证与治则】

本病初期与一般感冒相似，以邪实为主，治疗当疏风清热泻实。后期以虚为主，或虚中夹实，可出现肌肉迟缓不收，肢体瘫痪（尤以下肢者多见）等，治疗以疏通经络、益气活血、补益肝肾、强筋壮骨为主。

1. 肺热证

辨证：发热，咳嗽，咽红，呕吐腹泻，肢体疼痛，继而痿软无力，苔薄白，脉细数。

治则：宣肺解表，散风清热。

2. 湿热证

辨证：发热，肢体疼痛而沉重，不敢触动，继而肢体痿软，或腹肌松弛呈膨出状，兼见烦躁，或嗜睡，汗多，苔黄腻，舌质红，脉濡数。

治则：清热利湿。

3. 肝肾两亏证

辨证：在病程后期，筋软骨痿，肌肉萎缩，关节畸形，舌淡脉沉细。

治则：补益肝肾，调理阳明。

【处方与技法】

处方：以阳明经穴为主，补泻兼施。取穴合谷、曲池、足三里、三阴交。

技法：足阳明胃经和足少阴肾经均用顺经推法、划法、熨法，足三阳经施顺经揉法或擀法，手阳明经施逆经推法或划法，合谷、曲池用徐按疾提之泻法，以清热利湿，调理阳明。

随证选穴：肺热配列缺、风池，湿热配阴陵泉、内庭，肝肾两亏配肝俞、肾俞、太溪、阳陵泉、绝骨、腰阳关，发热加大椎、少商、商阳，腹肌瘫痪加中脘、天枢，上肢瘫痪加肩外关，下肢瘫痪加环跳、风市，举肩困难加肩井、天宗、巨骨，眼睑无力、眼睑下垂加阳白、百会、丝竹空。

三十六、小儿泄泻

【概述】

泄泻是以大便次数增多，便下稀薄，或水样便为特征的一种病证。小儿脾胃薄弱、易感外邪、起居不慎、饮食失调等均可引起泄泻。

本病是小儿常见病，尤以 2 岁以下婴幼儿多见，年龄愈小，发病率愈高。本病四时均可发生，夏秋两季多见，南方冬季亦可发生，且往往引起流行。

【病因病机】

引起小儿泄泻的原因，以感受外邪、内伤饮食和脾胃虚弱等为多见。其主要的病变部位在于脾胃，因胃主腐熟水谷，脾主运化精微，如脾胃受病，则饮食入胃，水谷不化，精微不布，合污而下，而致泄泻。

1. 感受外邪　小儿脏腑娇嫩，藩篱不密，易为外邪所侵，且因脾胃薄弱，不耐受邪。若脾受邪困，运化失职，清浊不分，而成泄泻。

2. 内伤饮食　由于调护失宜，哺乳不当，饮食失节或过食生冷，皆能损伤脾胃，引起消化不良，水谷不分，并走肠间，形成泄泻。

3. 脾胃虚弱，脾肾阳虚　先天禀赋不足，后天调护失宜，或久病、久泻，均可损伤脾肾之阳，致脾胃虚弱，不能温运水谷，下注于肠，遂成泄泻。

【辨证与治则】

1. 感受外邪

辨证：泻下稀薄，或如水注，粪色深黄而臭，或见少许黏液，腹部时感疼痛，食欲不振，或伴泛恶，肢体倦怠，发热或不发热，口渴，小便短黄，舌苔黄腻，脉滑数。

治则：清热利湿。

2. 内伤饮食

辨证：脘腹胀满，肚腹作痛，痛则欲泻，泻后痛减，大便腐臭，状如败卵，嗳秽腐食，或呕吐不消化食物，不思乳食，夜卧不安，舌苔黄腻或微黄，脉滑而实。

治则：消食导滞。

3. 脾胃虚弱，脾肾阳虚

辨证：时泻时止或久泻不愈，大便溏或完谷不化，食后作泻，纳呆，神疲肢倦，面色萎黄，甚则四肢厥冷，睡后露睛，舌淡苔白，脉细缓。

治则：健脾温肾。

【处方与技法】

1. 湿热泻

处方：以手足阳明经穴为主，取穴中脘、天枢、足三里、曲池、内庭。

技法：砭块或砭板加温，足阳明经施划法、推法或刮法。

随证选穴：热重加合谷、大椎，湿重加阴陵泉。

2. 伤食泻

处方：以足阳明经穴为主，取穴中脘、建里、天枢、气海、足三里。

技法：阳明经及其穴位均用补法，用砭块或电热砭施熨法或温补法。

随证选穴：呕吐加内关、上脘，腹痛加下脘、合谷。

3. 阳虚泻

处方：以背俞穴及足阳明经穴为主，取穴脾俞、足三里、章门。

技法：背俞穴和章门均用顺经划法、推法或熨法；足阳明胃经施顺经推法、划法或熨法，其穴位施疾按徐提之补法。

随证选穴：腹胀加气海、公孙，腹痛加神阙，手足冷加关元。以上穴位均施温法。

三十七、疳证

【概述】

疳证临床症状表现为：形体明显消瘦，肚腹膨胀，甚则青筋暴露，面色萎黄无华，毛发稀黄如穗结，精神不振等。

"疳"有两种含义：一为"疳者甘也"，谓其病由于多食肥甘所致；二为"疳者干也"，是泛指全身消瘦、肌肤干瘪、气血津液不足的临床征象。前者言其病因，后者言其病证。

本病起病缓慢，病程较长，多见于 5 岁以下的婴幼儿，常严重影响小儿正常的生长和发育。

【病因病机】

1. **饮食失节，脾胃受损**　小儿乳贵有时，食贵有节，若乳食无度，饮食不节，壅聚中焦而成积聚，则脾胃受损，日久脾胃运化失职，水谷精微不能吸收，脏腑百骸失于滋养，渐至形体消瘦，气液内亏，而成疳证。

2. **喂养不当，营养失调**　小儿的正常生长发育，有赖于合理的喂养。若营养量的不足，或不适应小儿机体的需求，导致生化乏源，从而导致营养失调，不能濡养脏腑、肌肉、四肢百骸，而形成极度消瘦的疳疾。

3. **其他因素，转化成疳** 患儿久病失养，或饮食不洁，感染虫疾，耗夺气血，不能濡养脏腑筋肉，日久成疳。

【辨证与治则】

不论何种原因引起的疳疾，均可见形体消瘦，精神疲倦，面色萎黄，毛发稀疏，肌肤甲错等。

1. 脾胃虚弱

辨证：兼见大便溏泄，完谷不化，腹部凹陷如舟，四肢不温，睡卧不宁，露睛，甚则伴有发育障碍，唇舌色淡，脉细无力，指纹淡红。

治则：调理脾胃，培中化滞。

2. 感染虫疾

辨证：兼见食欲异常，或嗜食无度，不知饥饱，或嗜食异物，脘腹胀大，青筋暴露，经常腹痛，睡中咬牙，舌质淡，脉细弦，指纹色青。

治则：消积，化滞，驱虫。

【处方与技法】

1. 脾胃虚弱

处方：以俞穴、募穴及足太阴、足阳明经穴为主，取穴脾俞、胃俞、中脘、章门、足三里、公孙。

技法：施顺经划法或推法，或用砭块、电热砭施温补法；穴位施温补法或一指禅法。

随证选穴：积滞加建里、上脘，便溏加天枢、气海，四肢不温加关元，睡卧不宁加间使、神门。

2. 感染虫疾

处方：以任脉、足阳明经穴为主，取穴中脘、天枢、百虫窝、足三里、三焦俞。

技法：俞穴、募穴用砭块或电热砭施温补法；用砭擀指施一指禅法或按揉法，以平补平泻为原则。

随证选穴：腹部胀大加气海、章门，用砭擀指施揉法或一指禅法。

三十八、脱肛

【概述】

脱肛又名直肠脱垂，是指直肠下端脱出肛门之外，多发于老年、多产妇女和儿童。

【病因病机】

1. 本病多由先天不足，或久泻久痢，或长期便秘，咳嗽，妇女分娩过多或产程过长，体质虚弱，中气下陷，收摄无权所致。

2. 恣食辛辣刺激之品，致积湿酿热，湿热郁于直肠，局部肿胀，里急后重，排便时过度努责，约束受损而致脱肛。

脱肛除与大肠有关外，还与肺、胃、脾、肾等脏腑相关，因为肺与大肠相表里，胃为六腑之大源，脾为肺之母，肾开窍于二阴，主一身元气之故。故以上脏腑病变都可影响到大肠，而发生脱肛。其病机不外虚实两端。

【辨证与治则】

1. 虚证

辨证：发病缓慢，便后直肠脱出于肛外，或在咳嗽、喷嚏、行走、久站时直肠脱出，伴疲倦乏力，气短声低，头晕心悸，食减便溏，腰膝酸软，舌淡胖，脉细弱。

治则：补气升阳。

2. 实证

辨证：直肠脱垂于外，灼热，肿胀疼痛，伴面赤身热，口干口臭，胸脘痞闷，腹胀便结，小便短赤，舌红，苔黄腻或黄燥，脉濡数。

治则：清利湿热。

【处方与技法】

1. 虚证

处方：以任脉、足太阳、足阳明经穴为主，取穴百会、长强、承山、足三里。

技法：用砭块或电热砭在百会和长强施温法、揉法，胃经和膀胱经施顺经划法或推法。

随证选穴：肾虚加肾俞，肺气虚加肺俞、太渊。

2. 实证

处方：以手阳明、足太阴、足太阳经穴为主，取穴曲池、阳陵泉、承山、大肠俞。

技法：大肠经用"迎而夺之"逆经划法或推法，其经穴用徐按疾提之泻法；脾经和膀胱经及其经穴用顺经补法。

随证选穴：泄泻加天枢。

三十九、遗精

【概述】

遗精有梦遗与滑精之分，有梦而遗精的，称为"梦遗"；无梦而遗精，甚至清醒精液自流者，称为"滑精"。常伴有头昏、心悸、乏力、腰酸等症。二者虽症状有轻重的区别，但病因基本是一致的，故合并讨论。

此外，必须指出，成年未婚男子，或婚后夫妻分居者，每月遗精一两次，并无病态出现，属生理现象。病理性的遗精可见于神经官能症（性神经衰弱）、精囊炎、睾丸炎以及某些慢性疾病。

【病因病机】

劳神太过，以致心阴暗耗，心火亢盛，肾阴暗耗，引动相火，扰动精室；或因嗜食肥甘厚味，损伤脾胃，蕴湿生热，湿热下移，淫邪发梦，精室不宁，均可导致遗精。

如因恣情纵欲，房事无度，或梦遗日久，或频犯手淫，以致肾气虚衰，肾精不藏，肾阴虚则相火妄动，精室受扰，以致不能封藏，肾之阳气虚则封藏失职，精关不固，均可发生遗精。

【辨证与治则】

1. 梦遗

辨证：梦境纷纭，阳事易举，遗精有一夜数次，或数夜一次，或兼早泄，头晕，心烦少寐，腰酸耳鸣，小便黄，舌质偏红，脉细数。

治则：清心降火，滋阴涩精。

2. 滑精

辨证：无梦而遗，甚则见色流精，滑泄频作，腰部酸冷，面色白，神疲乏力，或兼阳痿、自汗、气短，舌淡苔白，脉细或细数。

治则：补益肾气，固涩精关。

【处方与技法】

1. 梦遗

处方：取背俞穴及任脉、足厥阴经穴，如心俞、肾俞、关元、中封。

技法：肝经用"迎而夺之"逆经划法或推法，其穴位施徐按疾提之泻法；肾经、心经及其背俞穴、募穴施温补法或补法。

2. 滑精

处方：取背俞穴及任脉、足太阴经穴，如气海、三阴交、志室、肾俞。

技法：均用"随而济之"顺经划法、推法或熨法，并用砭块或电热砭施温补法；背俞穴与气海施疾按徐提之揉法。

四十、痿证

【概述】

痿证是肢体筋脉弛缓，软弱无力，不能随意运动或伴有肌肉萎缩的一种病证。临床以下肢痿弱较为常见，亦称"痿躄"。"痿"是指机体痿弱不用，"躄"是指下肢软弱无力、不能步履之意。

【病因病机】

1. 肺胃热盛　感受温热毒邪，肺受热灼，津液耗伤，不能输精于皮毛，筋肉失于濡养；或因嗜食厚味肥甘，脾胃积热，津液亏耗，亦致肌肉失养，而成实证。

2. 湿热浸淫　久居湿处或冒雨涉水，感受湿邪，郁而化热，蕴蒸阳明，而致宗筋弛缓，发为痿证。

3. 肝肾阴亏久　老年肝肾不足，或房劳伤肾，阴精亏耗，筋脉失于濡养，渐渐发为痿证。

【辨证与治则】

痿证主要症状为患肢筋肉弛缓、萎缩、运动无力，甚至瘫痪，四肢均可发生，但下肢多见，轻者运动功能减弱，重者完全不能活动，渐至肌肉萎缩。

1. 肺胃热盛　兼见咳嗽，发热，烦心，口渴，小便短赤，大便干燥，舌红苔黄，脉象洪数。

治则：清泻肺胃，养阴生津。

2. 湿热浸淫　兼见肢体困重，患肢恶热，得冷则舒，发热多汗，胸闷呕恶，小便混浊，大便黏腻，舌红苔黄腻，脉象濡数。

治则：健脾化湿，益阴清热。

3. 肝肾阴亏　其发病缓慢，病势渐重，无发热等表证。兼见面色少华，腰腿酸软无力，头晕目眩，心悸，自汗，舌红苔少，脉象细弱。

治则：补益肝肾，养阴清热。

【处方与技法】

处方：上肢取肩髃、曲池、合谷、阳溪，下肢取髀关、梁丘、足三里、解溪、环跳、阴陵泉。

技法：足阳明经热证则泻阳明热，虚证则用补法。肝肾阴虚者，俞穴、募穴和经脉用砭块或电热砭施温补法或熨法，或用砭擀指施推法或划法。

随证选穴：肺胃热盛者，加中府、尺泽、肺俞、内庭、中脘；湿热浸淫者，加阴陵泉、三阴交、脾俞；肝肾阴亏者，加肝俞、肾俞、悬钟。

四十一、阳痿

【概述】

本病是指阴茎不能勃起或举而不坚，以致影响正常性生活的病证。因主要表现为阴茎痿软，故又称"阴痿"。临床上除个别因器质性病变外，绝大多数属于功能性变化，适当治疗后，一般可以得到恢复。历代医家认为本病多涉及肝、肾及脾。本病临床辨证可分为虚实两类。

【病因病机】

1. 命门火衰　多因房事不节，纵欲过度，或手淫成习，致使精气虚损，命门火衰，阳事不举。

2. 心脾虚损　多因思虑劳倦，饮食不节，劳伤心脾，致使气血生化无源，气血两虚，宗筋失养。

3. 情志内伤　多因惊恐易怒，气机乖戾，气血不能充达前阴，痿软不坚。

4. 湿热下注　多因恣食肥甘，嗜酒过度，积湿蕴热，宗筋纵缓。

【辨证与治则】

1. 虚证

辨证：阴茎勃起困难，时时滑精，精薄精冷，头晕，耳鸣，心悸，短气，面色白，精神萎靡，腰膝酸软，畏寒肢冷，舌淡白，脉沉细。

治则：补肾壮阳，益气养血。

2. 实证

辨证：阴茎勃起困难，每多早泄，阴囊潮湿，臊臭，下肢沉重，小便黄赤，舌苔黄腻，脉濡数。

治则：清热除湿，疏调宗筋。

【处方与技法】

1. 虚证

处方：关元、命门、肾俞、太溪、三阴交、足三里。

技法：足太阴、足少阴经穴均施以顺经划法、推法或熨法，也可虚者补其母，温补肾、脾和命门；足厥阴经用逆经推法或划法，穴位以疾按徐提之补法为原则。

2. 实证

处方：中极、肾俞、三阴交、阴陵泉、太冲、蠡沟。

技法：俞穴、募穴和脾经、肝经均以砭块或电热砭施温法，以补肾壮阳，益命门火，健脾除湿。

第二节 砭石治疗经筋疾病

一、颈部经筋病

（一）颈部损伤

【概述】

颈部损伤是指由于挫、扭、击伤等机械外力，或慢性劳损，或风寒侵袭等因素所引起的颈部肌肉、肌腱、筋膜、韧带软组织的损伤，以局部疼痛、肿胀、功能活动受限为主要特征。

【病因病机】

本病多因颈部在没有准备或充分放松时突然扭转而致。中医学称此突然扭转闪挫致伤者为"颈项部伤筋"，提示有部分肌纤维撕伤或断裂。如单一姿势长时间低头工作，或颈、肩部暴露当风，风寒袭入经络致使局部脉络失和等，均可导致项此颈筋脉拘急之症状。

【分型与治则】

临床上，根据颈部症状的轻重及病程的长短，一般分为以下两种：

1. **急性型**　此型病例在颈部突然扭转或在睡觉起床后顿感项强，头部不能左右转侧或回顾，患部酸楚、疼痛，严重者可引起头部、颈部、肩部、背部以及单侧上肢放射痛。检查时，胸锁乳突肌或斜方肌上缘常有明显压痛，患者头颈向一侧歪斜，颈项肌僵硬强直，作颈部前屈、向健侧屈、向健侧旋转及一切牵拉患侧肌肉的活动，均可使疼痛加剧。在极少数病例中，可见患处微肿。

治则：活血祛瘀，舒筋止痛。

2. **慢性型**　常由急性型转化而来，如颈项部症状不明显，未加治疗或治疗不当，经常低头工作，导致颈部肌肉慢性劳损，或在颈椎病的基础上合并多次反复较轻的颈肌扭伤等，均可导致颈项部的长期不适。检查时，患者颈部常呈保护性痉挛状态，一侧或两侧可有轻度或中等压痛，头部转动不灵。由于颈项部长期紧张，可引起背部、肩部肌肉酸痛等局部症状和头痛、精神不佳、失眠等症状。

治则：疏调气血，通经活络。

【处方与技法】

1. **急性型**

技法：用砭板垂直于颈部横突或胸锁乳突肌后缘施推法，找到条索状物后再用砭擀指或砭板角找压痛点或阳性敏感点，采用"以痛为腧"局部治疗原则。

（1）用圆砭器在患者健部循序施按揉法，再用砭擀指在患部施擀法以活血祛瘀，促进血氧供给，祛除瘀积。

（2）压痛点（穴位）用砭擀指施揉法或一指禅法以散结止痛。

（3）砭板锐缘在肌纤维挛缩处施弹法，开始要轻柔，让肌肉紧张度降低，随后弹力可渐渐增加，以达到舒肌解痉的目的。

（4）用砭板或圆砭器施推法以理肌。

2. 慢性型

技法：

（1）从枕部向项部及肩部施揉法，再用砭擀指施擀法，以行气活血，舒肌解筋。

（2）在患处用砭板或电热砭施温熨法，以温热活血，养肌解筋。

（3）肌束挛缩施弹法以解肌除挛。

（4）最后顺肌纤维走向施推法以理筋。

（二）颈椎病

【概述】

颈椎病又称颈椎综合征，多由长期慢性劳损诱发，引起颈椎的骨关节、椎间盘及其周围软组织的损伤、退变，继而导致神经根、椎动脉、椎静脉、颈交感神经以及颈段脊髓受到压迫或刺激，产生继发性损害而出现的临床症候群。本病属于中医"痹证"范畴，病机为"寒、瘀、痰、虚"，即以寒、痰、湿为标，体虚为本，血瘀痹阻贯穿病之始终。

颈椎病临床表现复杂，除较常见的颈部酸痛及神经根症状外，自主神经性血管营养障碍的表现通常较为显著，有时可因机械性压迫和血流不畅产生脊髓受损的症状。临床上根据病变损害组织结构及症状表现的不同，将颈椎病分为颈型、神经根型、椎动脉型、交感神经型和脊髓型。

【病因病机】

外因方面，各种急性和慢性外伤可造成椎间盘、韧带、关节囊等组织不同程度的损伤，促使颈椎发生代偿性增生，增生物直接或间接压迫神经血管就产生颈部不适症状。

内因方面，颈椎间盘退变是本病普遍性内因，一般从患者30岁开始。退变是从软骨开始，软骨板逐渐退化，其椎间盘通透性逐渐降低，这样造成髓核逐渐脱水，纤维化椎间盘厚度减薄，椎间隙变窄，关节腔变小，故关节面发生磨损而诱发骨质增生，由于前后纵韧带的松弛，使椎体稳定性下降。因椎间盘厚度下降使椎间孔上下径变窄，使各增生部分容易刺激神经，使血管变细，供氧减少而产生症状。一般病理变化有两种情况：一是增生可直接压迫神经血管，二是增生物间接压迫。因为颈部过度或不协调的活动，使增生物对其周围软组织过度刺激而产生局部损伤性炎症，由于炎症水肿而发生间接压迫。

另外，当颈部损伤或受寒邪侵袭时，肌肉和血管发生痉挛，脑组织血氧供给减少，头晕头痛产生，颈部肌肉紧张度增加。

【分型及临床表现】

1. 颈型

病因：症状可因睡眠时头颈部的位置不当、受寒或体力活动时以致颈部突然扭转而诱发。

表现：主要表现为颈项部的僵硬酸痛，也可累及颈、肩及上背部，严重时可向头后部及上肢扩散。

诊断：颈部肌肉僵硬，有压痛。转头时常闻及异响，颈椎 X 线片检查可见颈椎病变。

取穴：颈椎夹脊穴、肩中俞、肩井、阿是穴。

2. 神经根型

病因：颈椎退变增生直接压迫神经根，椎间盘变性，椎间孔相对变小，刺激神经或增大神经根的压力。

表现：多数患者表现为患侧上肢沉重无力，伴有麻木、蚁行感。颈部神经根分布区可出现刺痛或刀割样疼痛，由颈神经根呈电击样向肩、臂及前臂、手指放射。咳嗽、喷嚏、上肢伸展、头颈过屈或过伸等活动常诱发或加重症状。查体时可见颈痛伴上肢放射痛，颈后伸时加重，受压神经根皮肤节段分布区感觉减弱，腱反射异常，肌萎缩，肌力减退，颈活动受限，牵拉试验、压颈试验阳性。

诊断：颈痛伴上肢放射痛，后伸时加重，受压神经根皮肤节段分布区感觉减弱，腱反射异常，肌萎缩，肌力减退，颈活动受限，牵拉试验、压颈试验阳性。颈椎 X 线片可见钩椎关节增生明显，椎间隙变窄，椎间孔变小。

取穴：颈椎夹脊穴、肩井、肩髃、曲池、手三里、阿是穴。

3. 椎动脉型

病因：为椎间关节退变压迫刺激椎动脉，导致椎动脉狭窄、痉挛，血流缓慢而引起椎基底动脉供血不足。

表现：主要表现为头痛、眩晕、耳鸣、一过性耳聋、视物不清、共济失调、体位性猝倒，颈椎侧弯后伸时症状加重。

诊断：头晕、头痛、恶心呕吐、旋颈试验阳性，颈椎 X 线片可见横突间距变小，钩椎关节增生。

取穴：百会、四神聪、风府、风池、华佗夹脊穴、肩井、曲池、合谷。

4. 交感神经型

病因：为颈椎退行性改变，直接或间接刺激颈部交感神经，引起神经支配相应区域的生理功能活动失调。

表现：表现为头痛，偏头痛，头晕，枕颈痛，眼睑无力，视力模糊，瞳孔扩大，眼窝胀痛，流泪，心前区疼痛，心动过速或过缓，血压增高，四肢凉或手指发红发热，一侧肢体多汗或少汗等。

诊断：皮肤浅、深感觉异常，生理功能出现兴奋或抑制现象，颈椎 X 线片可见钩椎关节增生，椎间孔变狭窄，颈椎生理弧度改变或有不同程度错位。

取穴：风池、合谷、列缺、内关、神门、膻中。

5. 脊髓型

病因：因各种病理改变所形成的突出物压迫颈部脊髓（多为不完全性压迫），引起感觉及运动障碍。

表现：早期上肢麻木而持物无力，下肢发紧而行走不稳，有如踩棉感；晚期一侧下肢或四肢瘫痪，二便失禁或尿潴留。受压脊髓节段以下感觉障碍，肌张力增高，反射亢进，锥体束征阳性。

诊断：皮肤浅感觉减退，肌张力增高，腱反射亢进，病理反射阳性。颈椎 X 线片可见椎间隙狭窄，椎体后缘增生较严重并突入椎管。颈椎 CT 或 MRI 可见椎管变窄，椎体后缘增生物或椎间盘突出压迫脊髓。

取穴：风池、颈椎夹脊穴、肩井、曲池。

【治则与技法】

治则：温络散寒止痛，疏理经筋，解除肌筋和血管的挛缩，促进经筋生理功能的康复。

技法：患者正坐，多采用揉、按、排、弹、拨、推、压、一指禅等技法。

（三）落枕

【概述】

由于睡眠时枕头高度不适当，导致颈肩部疼痛，称为落枕。现代医学认为本病是颈肩部肌纤维炎所致。中医学认为，风、寒、湿等外邪侵入，致使颈肩部经筋的络脉血气运行不畅，气滞血瘀，病邪凝于肌肉而引起此疾患。本病起病较为突然，常于起床时发作。患者平时颈项肩已有劳损，加之夜间受风、寒、湿侵袭所致。

【病因病机】

多因睡姿不良，枕头高低不适，或体质虚弱，睡眠中颈肩部感受风邪诱发。现代医学认为，由于一侧颈项肌群较长时间处于拉伸、扭转状态，以致发生肌痉挛，临床以胸锁乳突肌、斜方肌和肩胛提肌受累多见。

【临床表现】

临床上以睡醒后出现急性颈部肌肉痉挛、强直、酸胀、疼痛以致转动失灵为主要症状，轻者 3 ~ 4 天可自愈，重者疼痛严重，并可向头部及上肢放射，颈项部强直不能活动，可延至数周不愈。

【砭石治疗】

治则：通络活血、舒肌解筋、行血止痛。

技法：

（1）用圆砭石在患部从健部向患者施轻度揉法，逐渐加大力度按揉，以行气活血。

（2）用砭擀指在患部施擀法，以祛瘀养荣、解筋。

（3）如有肌束挛缩施弹拨法，以止痉祛挛。

（4）用圆砭石顺肌纤维走向施推法，以调理肌筋。

二、胸部经筋病

（一）胸部挫伤

【概述】

胸部挫伤是指胸壁软组织在外力作用下所引起的一种损伤，多在劳动时发生。

【病因病机】

由于外来暴力直接挫伤胸壁软组织，导致包括肋骨和肋软骨在内的骨膜损伤。如胸壁被台角或其他硬物挫伤，以及拳打棒击、挤轧等所致损伤等。由于此种外力的力量相对有限，一般不易引起肋骨骨折。

【临床表现】

胸壁挫伤的患者，往往由于胸壁肌肉出血、血肿或骨膜下出血，在呼吸或咳嗽时疼痛加剧，有些可出现沿肋间神经放射性疼痛。体格检查时，局部可能有表皮损伤及皮下瘀血、肿胀，通常压痛十分明显，压痛的位置也比较固定。临床上应与肋骨骨折相鉴别，必要时还可作X线检查。本病如果在早期处理不当，血肿没有很好吸收，可引起胸壁肌肉的互相粘连，以致后期用力呼吸时，常常有隐痛、气闷等症状，影响上肢的正常活动功能，中医学称之为"陈伤"。肋骨或肋软骨的骨膜挫伤时，损伤的肋骨软骨处往往明显压痛；在晚期，骨膜下血肿机化，可使肋骨局部有轻度隆起与增宽。

【砭石治疗】

治则：活血祛瘀，理气止痛。

技法：胸壁挫伤、表皮有破损的患者，应先清洗创面后予以包扎，以免引起局部皮肤感染，可待伤口愈合后再行砭石治疗。如无表皮外伤，可以采取以下治法，同时配合局部砭块或电热砭温法，以促进恢复。

（1）可用电热砭（调控为42℃）长时间在损伤局部施温法，以行气活血，消肿散结。

（2）用圆砭石在无骨折的患部从健侧开始轻慢施揉，逐渐加速加大揉法力度，以行气活血。

（3）用砭擀指顺肌纤维走向施擀法，以散瘀消肿。

（4）在经筋起点或止点有压痛感，或施一指禅法或揉法，以散结止痛。

（5）用电热砭（调控为 42℃）长时间在患处施温法或熨法，以活血散瘀，消肿止痛，促进康复。

（6）如发现胸部肌肉有挛缩或痉挛，用手握砭板，锐缘垂直于痉挛处，从起点轻柔地弹拨，随弹拨肌张力降低可加大力度，直至痉挛消失。

（7）用圆砭石顺肌纤维方向施推法，以理肌。

（二）胸部肌肉拉伤

【概述】

胸部肌肉拉伤好发于胸大肌，多见于体操类（如双杠、吊环等运动）及投掷类运动员。

【病因病机】

投掷时挥臂运动过剧，或者在吊环上作十字支撑或突然下落等动作，均可因过度牵拉或急剧的肌肉收缩引起胸大肌不同程度的拉伤。

【临床表现】

患处疼痛，少数伴有肿胀，常无固定压痛点。扩胸、咳嗽或深吸气动作均可使伤处疼痛加重。

【砭石治疗】

治则：活血通络，解痉止痛。

技法：急性损伤的病例，技法应轻柔和缓，切忌粗暴。

（1）用圆砭石在胸大肌附近从上向下有序地循肌纤维走向施轻度揉法，随痛减可加大力度，以行气活血。

（2）用砭擀指顺肌纤维轻擀，以祛瘀消肿。

（3）在经筋痛点局部处施揉法或一指禅法，以散结止痛。

（4）用砭块或电热砭施温法，促进创伤修复。

（三）腹部肌肉拉伤

【概述】

腹部肌肉拉伤多发生于腹直肌、腹外斜肌和腹内斜肌。当做剧烈挺腹和收腹、体操和跳远中踏跳、腾空落地等动作时，在准备活动不充分的情况下，均易造成腹肌拉伤。

【临床表现】

伤处疼痛，尤其做仰卧起坐的动作时更痛，患者不敢挺腹，常弯腰行走，重者咳嗽、打喷嚏也需以手按腹以护痛。

【砭石治疗】

治则：行气活血，通络止痛。

技法：使用砭石技法时，应以由轻到重为原则。如患者腹肌因疼痛而痉挛紧张，可嘱其屈曲双腿，自由呼吸。

（1）用圆砭石在患部从健侧向下作有序的轻揉，逐渐加大力度，以行气活血。

（2）用砭擀指顺擀，以消肿化瘀。

（3）用砭块或电热砭（调控为 42℃）在患处施温法，以通经活络，养筋止痛。

（4）用圆砭石顺肌纤维走向施推法，以理肌。

三、肩部伤筋

（一）肩部扭挫伤

【病因病机】

肩关节过度扭转，可引起关节囊、筋膜的损伤或撕裂，重物击肩部可引起肌肉韧带脉络的损伤和撕裂，导致瘀血、肿胀和疼痛等功能障碍，当上肢突然外展或已外展的上肢受外力使之突然下降，都可使冈上肌腱部分或全部撕裂。如伤筋严重者筋膜可大片受伤，往往导致瘀肿难以消除，可形成继发性慢性漏肩风。

【砭石治疗】

治则：通经活络，滑利关节。

治疗：患者正坐位，术者立于患者的病侧，嘱患者尽量放松患肢，术者一足踏在椅子的横撑上，患肢肘部放至膝股上。

（1）活血：用圆砭石在患者的颈部、冈上肌和上肢三角肌部位施按揉法，借用泗滨浮石极远红外线的作用改善局部微循环，以行气活血，消肿散瘀。

（2）舒筋：手握砭擀指在患侧肩部冈上肌和三角肌肌群，从上到下沿肌纤维走向施砭。借用按压的机械物理特性和砭具摩擦超声波以改善肌肉受损导致肌细胞的钙超载，以缓解肌肉拘急痉挛。

（3）解痉除挛：经过手指触摸到肌束条索状挛缩或肌肉痉挛，可用砭板尾角施弹拨术，此时患者可产生剧痛，因此要轻柔，以患者能够耐受为度。从挛缩两头开始弹拨，随着弹拨肌筋痉挛缓解，疼痛也逐渐减轻，则弹拨力度逐渐加大，促使受损肌细胞超载的钙离子回归肌质网。

（4）散结止痛：肩部伤筋时，疼痛中心点用砭擀指尖或砭板尾角在肌结的痛点施疾按徐提或一指禅法。

（5）理筋顺肌：上述系列砭术后双手握砭尺或砭擀指腹平面施搓法或揉法，或用砭板侧缘施推法以理筋舒肌，使肌筋恢复生理功能，并使患肢缓缓上升和缓缓下降，可使患者肩和上肢损伤部有轻快感。

（6）热效应：扭挫伤筋的初期，每日或隔日依次施上述砭石疗法操作。如疼痛难忍，可将电热砭调控至 40~43℃，以活血化瘀，行气止痛。

（7）分筋法：疾病发展过程因肩关节肌筋损伤可导致肩关节周围肌肉筋腱、韧带与关节囊粘连者，施上述各项技法操作后，再施分筋法，用砭板的尾角深入到肌间的粘连部，左右分离时可产生剧痛，患者要忍耐，否则肌肉长期粘连，运动功能障碍，甚至导致肌肉萎缩。

（8）固定和功能锻炼：由于肩部急性伤筋日久迁延成慢性伤筋。因此在治疗过程中，自始至终要注意动静结合，制动时间不易过长，要早期锻炼活动肩关节，争取及早恢复肩关节功能，尽量预防转变为慢性伤筋。伤筋较重者，伤后用人字绷带包扎，再用三角巾将患肢屈肘90°角挂于胸前，以限制患肩活动，2~3周后肿痛减轻，应作肩关节外展、内旋、外旋、前屈后伸、自动耸肩等锻炼，尽早恢复肩关节活动功能。

（二）肩周炎

【概述】

肩关节周围炎简称肩周炎，因多发生在 50 岁以上的患者，故称"五十肩"，还因在睡眠时肩部受凉而引起肩部类似风邪入肩而叫"漏肩风"或"露肩风"。因肩部活动明显受限形同冻结而称"冻结肩"外，还称"肩凝症""肩凝风"等，可见该病是一种多因素的病变。

【病因病机】

肩周炎归属中医"痹证"，其发病原因分为内因和外因两个方面。内因是"素体亏虚，肝肾不足"，外因则是"风寒湿邪"。西医学将其归为由直接因素（急性扭伤和慢性劳损）及间接因素（肌腱炎和腱鞘炎）诱发的肩关节周围软组织退行性改变。

【临床表现】

（1）肩部疼痛，不能卧于患侧，多见于肱二头肌长头肌腱沟部、肩峰下滑囊、喙突、三角肌前后缘或冈上肌附着点等位置有不同程度的压痛。

（2）活动受限：局部活动逐步受限，包括主动活动与被动活动，尤以上臂外展、上举及过度内旋手背触腰时明显。严重者穿衣、梳头、洗脸等活动均出现障碍。日久，肩部活动几乎完全丧失，而成"冻结状"。

（3）肌肉萎缩：病程较久者会出现肩关节周围肌肉萎缩，尤以三角肌和冈上肌最为明显。

【砭石治疗】

处方：肩髃、肩井、天宗、肩中俞、天泉、尺泽、少海。

治则：行气止痛，活血散瘀，养荣散寒，舒肌解筋，以利关节。

技法：患者正坐，术者用右手的拇、食、中指对握三角肌束，作牵引以放松上肢肌筋，一般隔日治疗一次，连续 2~3 个疗程。

（1）温经散寒、扶阳通络：使用圆砭石侧缘，从颈部斜方肌向冈上肌的肩部三角肌前侧后顺肌纤维走向，施按揉法，反复 3~5 次。泗滨浮石极远红外线作用于肩部产生的热效应，可温经散寒、扶阳通络。

（2）缓拘舒筋手法：将患者肘部平放置术者膝上，托平肩关节，右手握砭擀指施擀法，按上述程序从上向下、从前向后擀 3~5 次，以缓解肌肉拘急。

（3）解痉手法：如找到肌束拘急条索状物或痉挛肌肉，可用复式砭板的侧锐缘从条索状物两头轻缓弹拨，弹拨时患者可感到剧痛，随着弹拨可缓解肌肉痉挛，可使疼痛逐渐减轻，再加大弹拨力度至痉挛消失。

（4）理筋法：用复式砭板或圆砭石，施由上到下加压的推法，仍按上述顺序施砭术技法操作。

（5）分筋法：如发现由于肌膜损伤导致筋膜与肩关节囊粘连者，令上肢高举，扩大腋下空间，采用复式砭板尾角或硬擀指尖部在粘连的筋膜间作左右剥离的分筋法。

注意：作砭石弹拨和分筋时，可引起剧烈疼痛，因此手法要柔和，以患者耐受为度。施各种技法时，与术者手握患肢做上肢肩部的外展、前屈后伸、上举后旋等被动运动相配合，以提高砭石技法的疗效。

【肩关节功能锻炼】

治疗后鼓励患者回家坚持做肩关节外展、后伸、后旋、前旋动作。由于锻炼时会引起患者疼痛，因此须消除患者疑虑，说明锻炼肩关节活动的重要性，每日多锻炼。如用患肢理头发或触摸健侧耳轮和爬墙，治疗后肩关节活动越多，肩关节功能恢复越好。

（三）肩峰下滑囊炎

【概述】

肩峰下滑囊位于三角肌下缘与冈上肌上缘，所以本病又叫"三角肌下滑囊炎"。滑囊覆盖肱骨结节间沟和短小旋转肌，滑囊顶部和肩峰紧密相连，滑囊底部又和短小旋转肌及肱骨大结节连结。其主要功能为使肱骨头容易在肩峰下滑动。

【病因病机】

肩峰下滑囊之上缘为三角肌的下面和肩峰突，其下为肩关节的外侧面。此囊分为肩峰下部分和三角肌下部分，二者之间大多数人是相通的。肩峰下部分位于肩峰下而与冈上肌止端之间，冈上肌肌腱与肩关节囊的上部相结合，形成此囊底的大部分。当上臂外展成直角时，滑囊几乎完全隐藏在肩峰下而不可见。滑囊将肱骨大结节与三角肌、肩峰突隔开，滑囊内部有滑液膜覆盖。它的主要功能是使肱骨大结节不致在肩峰突下面发生摩擦，如该滑囊内壁发生炎症和粘连时，就会引起摩擦和疼痛。肩峰下滑囊炎常和邻近软组织的慢性退行性炎症合并存在，尤其与冈上肌肌腱炎更密切相关。因为冈上肌肌腱位于滑囊底部，当肌腱发生退行性病变时，肩峰下滑囊也同时受到影响，所以肩峰下滑囊有病变时，也应注意是否有冈上肌肌腱的疾病。

【临床表现】

检查时，在肩关节内侧肩峰下滑囊部位有压痛，当三角肌主动收缩（上肢外展）时，即可发生疼痛。急性患者，可因滑囊膨胀而引起肩部轮廓扩大，并可在三角肌前缘出现肿胀。本病初期，运动受限尚较轻微，此后，由于滑囊壁逐渐增厚，且与肩袖粘连，肩关节运动功能逐渐缩小，甚至完全消失。冈上肌和冈下肌可以在早期出现消瘦，但三角肌消瘦则是晚期现象。颈椎 X 线片或可见肱骨大结节外侧滑囊的底部显示钙质沉积。

【砭石治疗】

肩峰下滑囊炎在急性发作时，肿胀与疼痛明显，此时应将上臂置于外展位固定休息，同时采用砭石治疗并结合局部热敷。

治则：行气活血，舒筋活络。

技法：急性期宜行气活血，止痛散瘀。

（1）用圆砭器在冈上肌群和三角肌前缘施揉法，逐渐加大力度，以行气活血。

（2）用砭擀指在冈上肌和三角肌前缘施擀法，以活血消肿。

（3）用砭擀指尖深入三角肌前缘下方肩贞、肩髃或压痛点轻推揉，逐渐加大力度，以发射超声波脉冲作用于滑囊壁增厚的局部，散结止痛。

（4）最后用圆砭器1/4部从冈上肌群到三角肌上部前部施揉法，以舒筋消炎。

（5）高举患肢扩大腋下空间，用砭擀指深入肩关节滑膜囊处，逐渐向深部按推，以消肿舒筋。

（四）肱二头肌长头肌腱滑脱

【概述】

肱二头肌长头肌腱起于肩胛骨上缘的盂上结节，向下越过肱骨头进入结节间沟，沟的前侧受横韧带保护，防止肌腱滑脱，沟的内侧为肩胛下肌，外侧的上部为冈上肌，下部为胸大肌覆盖。关节活动时，肌腱在沟内滑动，尤其外展外旋时滑动范围最大，如果胸大肌和肩胛下肌的抵止部发生慢性撕脱，可致肱二头肌长头肌腱在结节间沟内缘之上滑动，当上臂过度外展和外旋时，就将保护肱二头肌长头肌腱的软组织撕脱而产生肌腱滑脱。

【临床表现】

患者多有急性外伤史，局部出现严重肿胀、疼痛，活动功能完全受限，特别是当肩外展、外旋和前屈外展活动时，可有弹响声出现，这些症状是肱二头肌长头肌腱在小结节上滑动的结果。如经常滑动，则腱鞘可发生炎性改变，成为肱二头肌长头肌腱炎。急性肱二头肌长头肌腱滑脱的患者，往往肩部脱位的肌腱产生交锁现象，而不能活动。

【砭石治疗】

治则：活血理筋，滑利关节。

技法：

（1）用圆砭石或砭擀指在冈上肌群和三角肌前部至肱二头肌长肌的部位施揉法，以行气活血。

（2）用砭擀指在局部肿胀痛点处施揉法，逐渐加大力度，以散结止痛。

（3）在患者能够耐受的条件下，用砭擀指循肱二头肌长头肌腱施轻弹法，以舒筋解痉。

（4）用砭擀指放置在肱二头肌长头肌腱前缘。医者手握患者患侧腕部拇指向外做内旋的同时，以砭擀指推长头肌腱，顺势进入结节间沟恢复原位后，再用砭擀指在原处轻轻施按揉法，逐渐加大力度。

（5）用双手各握一砭板或砭镰，分别按于肩部前及后侧做旋转搓揉，最后将嵌入结间沟的长肌腱向外拉出，推入沟内。

（五）冈上肌肌腱炎

【概述】

冈上肌肌腱炎又称冈上肌综合征、外展综合征。外伤、劳损或受寒后均可能引起冈上肌肌腱退行性改变，局部产生无菌性炎症，以疼痛、功能障碍为主要临床表现。

【病因病机】

冈上肌肌腱炎属中医"痹证"范畴，由虚风劳伤所致，引起气血凝滞，痹阻脉络，不通则痛。

【临床表现】

临床上以肩峰大结节处为主的疼痛，肩外展时疼痛显著，并可向颈、肩和上肢放射；冈上肌抵止部常有压痛感，肩关节外展活动受限，可有中间疼痛弧征（外展60°～120°角时，可引起明显疼痛）。有劳损病史，肩部疼痛弧征阳性即可诊断。

【砭石治疗】

治则：活血化瘀，舒筋通络。

技法：患者正坐位，肩关节下垂并稍向内收的姿势。

（1）用圆砭器在冈上肌肌腱炎所涉及的各部施揉法，以行气活血。

（2）用砭擀指在冈上肌及三角肌处施按揉法，促进血氧供给以养筋，舒通血脉，活血化瘀。

（3）医者左手托患者肘上部，右手握砭擀指在冈上肌处施按揉法，以舒筋通络；并用指尖深入粘连处，在患者能耐受的情况下，加以轻轻剥离。

（4）用砭擀指在肩周围的巨骨、肩髃、肩贞和极泉穴施按揉法或一指禅法，以散结止痛。

（5）用砭擀指顺冈上肌走向施推法，以理肌舒筋。

四、肘部伤筋

（一）肘部软组织扭挫伤

【病因病机】

直接暴力的打击可造成肘关节挫伤，跌仆、失足滑倒，手掌着地，肘关节过度外展、伸直，可导致肘关节扭伤。临床以关节囊、侧副韧带和肌腱等损伤多见。

【临床表现】

有明显外伤史。肘关节处于半屈伸位，弥漫性肿胀、疼痛、功能障碍，有的出现瘀斑。

【砭石治疗】

治则：消肿散瘀。

技法：

（1）在触摸到压痛点后，用砭擀指轻轻按压1~2分钟，有减轻疼痛的作用，然后轻度按压，以患者有舒适感为度。

（2）用圆砭石在患部轻揉，随着耐痛力提高，逐渐加大力度，以活血消肿。

（3）用电热砭在患部施温法，以活血化瘀，促进康复。

（4）用圆砭石或砭擀指顺肌纤维走向施推法，以理肌舒筋。

（二）肱骨外上髁炎

【概述】

肱骨外上髁炎又名网球肘，是指手肘外侧肌腱疼痛发炎，患者会在用力抓握或提举物体时感到患部疼痛。本病是过劳性综合征的典型例子，在网球、羽毛球运动员中较常见，家庭主妇、砖瓦工、木工等长期反复、用力做肘部活动者，也易患此病。

【病因病机】

由急性扭拉伤与反复屈伸肘关节及旋转前臂造成慢性劳损所诱发，以后者为主。可能由肌纤维撕脱或关节滑膜炎症导致局部充血、水肿、渗出、粘连等炎性反应，造成疼痛限制活动。

【临床表现】

肘部后外侧疼痛，不能搬提重物。初始疼痛休息后可缓解，而后逐渐演变为持续性疼痛，轻者不敢拧毛巾，重者提物时有突然"失力"现象，肱骨外上髁部有局限的压痛点，疼痛可向桡侧伸肌腱总腱方向扩散。

有急慢性劳损病史，肘外侧酸痛反复发作并持续加重，肱骨外上髁有压痛点，密耳试验阳性（肘、腕、指屈曲，前臂被动旋前并逐渐伸直时，肱骨外上髁处出现疼痛）即可诊断。

【砭石治疗】

治则：活血舒筋。

技法：

（1）在肘部痛点及其周围用圆砭石或砭擀指按揉病灶，以及曲池、手三里、尺泽、外关、合谷等腧穴。随疼痛减缓逐渐加大力度，使局部有微热感，反复操作，以行气活血、止痛，时长 3～5 分钟。

（2）用砭擀指或砭板在条状物或索状物施弹法，从起点逐渐向肌纤维作横向弹拨，随肌紧张缓解加大力度，至肌张力松弛，以舒肌解痉。

（3）用砭板钝角或砭擀指进行分筋剥离，可松解粘连，减轻疼痛。

（4）用砭块加温或电热砭调控为 42℃，活血舒筋，时长 10～20 分钟。

（5）用砭擀指在患部顺肌纤维（如桡侧伸腕肌）痛处施按揉法。医者右手握着患者手腕，肘关节作伸直内外旋、屈腕牵拉等活动。

砭石治疗后仍要坚持肘关节运动锻炼，促进血气运行，以达到愈合的目的。

（三）前臂屈肌总腱损伤

【概述】

人体屈腕肌主要有桡侧屈腕肌、掌长肌和尺侧屈腕肌，诸肌腱附于肱骨内上踝。屈腕总肌腱损伤，多见于体操、排球和投掷（标枪、铁饼）运动员。

【病因病机】

当腕背伸、前臂半旋前位时，由于受到肘的外翻损伤，使已紧张的屈腕肌群突然被动过度牵拉，例如在跳起扣球和投掷标枪出手的瞬间，以及跌倒时用手撑地等，均可造成前臂屈肌总腱损伤。

【临床表现】

肘内侧疼痛、肿胀，伸屈肘关节受限，检查时，肘内侧有压痛点，其中以内上踝部最为敏感。轻度拉伤，可无明显肿胀，但患者主动屈腕或做这一动作的抗阻活动时，局部疼痛可能加剧。

【砭石治疗】

在新近受伤后，适当限制肘关节的活动。砭石治疗对所有患者均可应用，但急性期则技法应轻缓而避免粗暴。

治则：行气活血，散结止痛，理肌舒筋。

技法：

（1）用圆砭器在前臂肌群施揉法以行气活血。

（2）用砭擀指在前臂肌群施顺擀法，促进损伤的血氧供给，消肿化瘀。

（3）在患者能够耐受的情况下，用砭擀指腹开始轻揉，逐渐加大力度按揉，以散结止痛。

（4）医者左手握患肢作小幅度的屈伸动作，右手握砭擀指腹在患肢腕部作按揉以消肿，促进损伤康复（以活动时微痛为佳）。

（5）用砭擀指在前臂顺屈肌走向施推法，以理肌舒筋。

（四）桡侧腕伸肌群轧轳性腱鞘炎

【概述】

常人不论用力握物或提重物时，都需凭借腕伸肌于伸腕位固定腕关节。其中，桡侧腕长伸肌与腕短伸肌均起到强力的伸腕作用。从解剖上看，拇长展肌与拇短伸肌在前臂前部桡侧斜跨在腕伸肌的上面，当手用力握物向尺侧倾斜时，以上两个肌群的运动方向不一致，更容易引起摩擦，发生轧轳性摩擦音。

【病因病机】

本病部位主要发生在工作时负荷特别大的肌肉组织，并且和解剖结构有很大关系。桡侧腕长伸肌、桡侧腕短伸肌两肌腱位于前臂背侧 1/3 处，与拇长展肌及拇短伸肌相交叉，而此二肌群交叉时均已离开腱鞘，活动时缺乏腱鞘保护，仅有疏松的腱旁组织附着，所以当拇指和腕部过度劳损时，上述肌腱相互摩擦，从而使肌腱组织产生急性的大量炎性液体。基于以上原因，本病多见于前臂肌肉处于高度紧张，或是手和手指经常作持久重复运动，或是工作节奏和技术操作骤然改变时。

【临床表现】

临床上，患者诉腕部疼痛或酸痛，活动时有微细的摩擦音。沿着病变的桡侧伸腕肌腱，常呈现条索状肿胀。如果及时治疗，以上症状一般在 1～2 周左右消失。也有些亚急性病例，发病开始时仅表现有局部中度疼痛和动作不自如。

检查时，医者用手紧握患肢前臂下端近腕关节处，然后嘱患者用抓拳及放松动作，并稍加旋转，即可发现典型的牛皮样摩擦音。

【砭石治疗】

目的：加速局部渗液的吸收，应建议患者暂时停止腕部活动。

治则：活血化瘀，散结止痛。

技法：

（1）用圆砭器在上臂同时推前臂三阴经筋3～5次，再推前臂三阳经筋以行气活血。

（2）用砭擀指沿桡侧腕长伸肌、桡侧腕短伸肌走向轻施按揉法，逐渐加大力度，促进血氧供给，化瘀消肿。

（3）用砭擀指尖垂直于伸腕肌条索状物从起始部轻弹，在患者对疼痛可耐受的情况下加速、加力，以舒筋解痉。

（4）医者手握患肢前臂下端，嘱患者抓握及放松和旋转时，在伸长肌、短肌腱顺肌走向施推法，以理肌舒筋，促进康复。

五、腕与手部伤筋

（一）腕关节背侧腱鞘囊肿

【概述】

本病多发于青壮年，女性多见，常发生于舟骨和月骨的背面。

【病因病机】

腱鞘囊肿好发于关节及腱鞘附近，常和关节、腱鞘相通，可为单房或多房，囊内充满无色胶状黏液。囊肿外膜乃纤维组成，内层由白色光滑的皮膜所覆盖。囊肿多见于腕背侧，其发病常与外伤、机械性刺激或腕部慢性劳损等有关。

【临床表现】

腕部的腱鞘囊肿，最常见的是从舟骨与月骨间关节或小多角骨与头状骨间关节发生，故常显露在拇长肌肌腱与伸指总肌肌腱的间隙。囊肿呈球状，生长较缓，表面光滑，边界清楚，与皮肤无粘连，触诊多有囊性感。囊肿初起时质软，但日久纤维化后则可变得较小而硬。发生在手背的囊肿，当腕关节向掌侧屈曲时，肿块更明显突出。一般无自觉症状，少数患者由于囊肿较大，局部可出现酸胀和无力感。

【砭石治疗】

技法：

（1）局部按压法：用砭擀指在囊肿处加重按压，压破囊壁，使黏液完全流出囊外，在囊肿处施重推法，促进排尽和吸收。

（2）囊壁较厚者，可在局麻醉下用18～20号针头刺入囊肿，向四周来回穿刺多次，然后拔出针头。用砭擀指重按挤压囊肿即可消散。

（3）在囊肿处施砭擀指重推法，将囊中物排净，再用砭块或电热砭施温法，以行气活血，促进吸收。

（二）腕关节软骨盘破裂

【概述】

本病过去被当作是一般的腕部伤筋，实际上是属于软骨损伤。

【病因病机】

腕关节软骨盘为一个等腰三角形的纤维软骨组织，故又称为腕三角软骨。此三角的尖端附着于尺骨茎突的基底部，又附着于桡骨远端关节面的尺侧缘。三角软骨的生理功能是限制前臂过度的旋转活动，当损伤外力是在手部固定情况下，前臂过度旋转而使下尺桡关节出现异常活动时，如旋转力度过大则引起三角纤维软骨破裂。此种病变可单独发生，也可并发于桡骨下端骨折与下尺桡关节脱位。腕部损伤时，若有桡骨远端的撕脱或尺骨茎突的基底撕脱发生，则这种损伤反而可避免软骨盘的损伤。

【临床表现】

大多数患者均有明显外伤史，主要是腕关节于背伸或掌屈的情况下扭伤。肿胀在初期可以出现，多局限于尺骨茎突背侧隆起处。患者自觉腕部疼痛、无力，并有握力减退现象。疼痛一般以尺侧最为突出，旋前、旋后或背屈支撑时，也可出现疼痛。

【砭石治疗】

治则：主要为活血通络，消肿止痛。在疾病后期，还应疏调经脉，濡养筋骨。

技法：

（1）用砭板或圆砭器对应推前臂三阴经和三阳经，以理经通络。

（2）用砭擀指在尺骨、桡骨之间按、推，以分筋。

（3）用砭擀指梳理手背的骨间筋，理筋复位。

（4）医者左手握患手，轻柔地做屈伸活动，同时用砭擀指腹在腕背部患处施揉法，促进活血，濡养筋骨。

（5）用砭擀指在腕部尺侧背侧面的月骨与三角骨之间施按、推、揉法，以强筋壮骨。

（三）腕关节损伤

【概述】

腕关节损伤属于中医"伤筋"范畴，是由直接或间接暴力造成腕部周围软组织损伤，引发疼痛，以致活动不利。

【病因病机】

由急性暴力损伤（如跌仆撑地）或慢性劳损（如超负荷反复积劳）造成，损伤后肌腱及周围软组织充血、粘连，导致疼痛及活动受限。

【临床表现】

急性损伤，腕周局部瘀血肿胀，疼痛明显，活动受限；慢性损伤可无肿胀，活动略受限，大幅度活动后疼痛明显。

有急慢性损伤史，同时进行定位检查：将腕关节用力掌屈，在背侧发生疼痛，则为腕背侧韧带与伸指肌腱损伤，反之则为腕掌侧韧带或屈肌腱损伤。将腕关节向尺侧倾斜，在桡侧茎突部发生疼痛，则为桡侧副韧带损伤，反之则为尺侧副韧带损伤。如果向各种方向均发生疼痛，且活动明显受限，则多为韧带和肌腱等的复合损伤。

【砭石治疗】

治则：理筋通络，活血止痛。

技法：用揉、按、推、一指禅、温法。

（1）砭擀指尖在腕部络穴阳池、阳溪、阳谷、大陵、太渊、神门或以痛为腧，施疾按徐提之补法，疏经活络。

（2）砭擀指或砭板顺肌纤维走行，反复推韧带或肌腱，通络理筋。

（3）用砭擀指腹在肿胀处按揉，以活血化瘀。

（4）用砭块加温或电热砭调控至 41～43℃热敷，改善微循环，增加血氧供给，调养经筋，消炎止痛。

（5）腕关节佩戴大块砭手链，发挥泗滨浮石超声波和极远红外线特点，改善腕关节软组织营养状态，强筋，利关节。

（四）腕管综合征

【概述】

腕管综合征又称腕管狭窄症、腕管症候群，是指正中神经在腕管内受到压迫所引起的手指麻木等神经症状。本病在临床上并不少见，但往往在诊断上被疏忽，以致被遗漏而未得到及时治疗。

【病因病机】

当骨折、脱位或韧带增厚时，引起腕管狭窄。当指屈浅肌腱发生炎性变化时，由于腱鞘结构增生，体积增大，即可造成腕管相对变窄，此时腕管内仅有的正中神经被挤压而发生神经压迫症状，这在临床上十分常见。尺侧神经因其在腕管之外，故无受压症状。中医学认为，本病的主因多为寒湿浸淫、风邪侵袭，或不慎跌挫，血瘀经络，以致气血流通受阻所致。

【临床表现】

主要为正中神经受压迫症状。初期时，患者主诉手指麻木和刺痛，但当挥动患手后手指麻木、刺痛即可解除。麻木、刺痛一般以夜间为重，特别当手部温度增高时更显著，因此在睡眠时患者多喜将患腕伸出被窝外，以求舒适。多数患者麻木等症状主要发生在食指，其次是中指、拇指和无名指，小指一般不被累及。劳累后症状加重，偶可向上臂甚至肩部放射。除麻木、刺痛外，到天冷时常见患肢发冷、发绀、活动不利。病程长者拇指外展肌力降低，出现大鱼际肌（拇展短肌、拇对掌肌）萎缩麻痹，拇指、食指及无名指桡侧感觉丧失。拇指处于手掌的一侧，不能掌侧外展（即拇指不能与掌面垂直）。肌肉萎缩程度常与病程长短有密切关系，一般病程在 4 个月以后出现。

【砭石治疗】

治疗：本病患者如症状严重，可先用纸板固定腕部 1～2 周，再逐步给予砭石治疗。

治则：通经活络，活血化瘀。

技法：采用揉、推、一指禅、按等方法。患者正坐位，伸出手掌或手背朝上放在桌上。

（1）用圆砭石循心包经、肺经和三焦经，从肘部开始至手指施揉法，以活血行气。

（2）用砭擀指循心包经和三焦经，从肘到腕，在腕部重点施推法以消肿化瘀，降低腕管内压力，理筋整骨。

（3）用砭擀指在曲泽、内关、大陵、鱼际等穴施一指禅法或按揉法，以通经活络。

（4）用砭擀指在腕上背部施搓法，以活血化瘀，理肌舒筋。

（5）用砭块加温或电热砭调控为 42℃，加速血气运行。

（6）长期佩戴砭链，改善腕部微循环。

（五）桡骨茎突狭窄性腱鞘炎

【概述】

腱鞘因积劳损伤而发生纤维性变，引起鞘管狭窄，肌腱在鞘管内活动受限制，称为狭窄性腱鞘炎。狭窄性腱鞘炎在指、趾、腕、踝等部位均可发生，但以桡骨茎突部（即拇长展肌腱和拇短伸肌腱的共同腱鞘）以及第一掌骨头部的拇长屈肌腱为最多见。中医学把本病归为"伤筋"范畴。

【临床表现】

一般发病缓慢，多有慢性劳损史，患者主诉腕部桡侧和拇指周围疼痛，腕部乏力，活动也受到不同程度的限制，在桡骨茎突部有明显压痛点或轻度肿胀。局部皮下有时可触及豆大结节，质硬与软骨相似，是为增厚的腱鞘形成。

【病因病机】

腕部桡骨下端茎突处有一个腱鞘，鞘内有拇长展肌腱与拇短伸肌腱一起通入拇指背侧。由于腱沟浅而狭窄，底面突出不平，沟面又覆盖着腕背韧带，所以在正常情况下，两腱只能紧密地通过这一坚硬的鞘内。在日常的生活和工作中，经常、持久的拇指外展使肌腱在狭窄的腱鞘内不断地运动摩擦，引起腱鞘损伤性炎性水肿，腱鞘内外层逐渐增厚，以致腔道变窄。在长期受到此机械性刺激引起肌腱水肿后，鞘内的张力就增加，因而产生疼痛及功能障碍。由于本病病变在桡骨茎突部，故临床上称为桡骨茎突狭窄性腱鞘炎。

【砭石治疗】

治则：活血通络，舒筋止痛。

技法：

（1）患者前臂平放在桌上，医者先在前臂伸肌群桡侧用砭擀指腹施揉法，以行气活血。

（2）用砭擀指沿拇长展肌和拇短伸肌走向施有序反复推法，以活络舒筋。

（3）用砭擀指尖疾按徐提或按揉手三里、偏历、阳溪、列缺和合谷等穴，通经活络。

（4）用砭擀指重点揉按桡骨茎突部及其上下方，用泗滨浮石所特有的超声波脉冲，达到舒筋活血、消炎的目的。

（5）医者以一只手握住患腕，另一只手握其手指进行对抗牵引，并使患腕掌屈、背屈，同时缓慢旋转以舒筋。

（6）医者手握砭擀指对准阳溪穴，相当于桡骨茎突局部，向掌侧反复推、压、按的同时，患腕向掌尽力屈曲，而后再伸展，以达到理筋的目的。

（7）用砭块加温或电热砭放置在腕部桡骨茎突部，以温经通络养筋。一般每日1次或隔日1次，10次为1个疗程。

（8）佩戴砭链，改善腕部微循环，消肿养筋。

（六）屈指肌腱狭窄性腱鞘炎

【概述】

屈指肌腱狭窄性腱鞘炎，又称"弹响指""扳机指"，多见于妇女，任何手指均可发生，但多发于拇指、中指和无名指。

【病因病机】

患者常诉拇指或手指疼痛无力，在晨起时疼痛更甚。检查时，常可发现一定的压痛点。当手指弯曲时，患指会突然停留在半弯曲角度，若再用力伸指时，就感到患指如扳动扳机一样突然跳过发生弹响而患指伸直。肌腱的跳动在患指的掌指关节掌侧可以触知，这是由于患指肌腱的膨胀部分通过增厚的腱鞘所产生的强烈的挤磨音。若肌腱肿胀严重及腱鞘增厚时，患指主动伸展不便，在被动伸展时弹跳及响声更甚，所以又有"弹响指"和"扳机指"之称，许多患者的手指处于既不能屈、又不能伸的闭锁状态，轻者可靠患指坚持屈或伸的动作解除，重者需要用健手被动扳动才能解除。

【砭石治疗】

为了扩张狭窄部及撕裂狭窄部组织，减少和预防粘连，可作以下砭石治疗。同时，还可嘱患者使用局部温法。

治则：舒筋活络，通利指节。

技法：施刮、按、揉、推、温补法。

（1）用砭板在患指手背面向心施刮法，行气活血。

（2）用砭擀指在手肌腱上施推按法，化瘀消肿，理肌强筋。

（3）用砭块加温或电热砭放置在患指上，改善微循环，消炎，利关节。

六、腰部伤筋

（一）急性腰扭伤

【概述】

急性腰扭伤一般称"闪腰"，患者受伤以后，常出现严重的腰背疼痛与活动受限，如不及时施以有效的治疗，可出现较长时间的顽固性腰背疼痛。

【病因病机】

腰部为人体躯干活动的枢纽，可作前屈、后伸、侧弯、旋转等活动，同时腰椎为上半身体的支点，故腰部软组织平素承受的张力也较大。肩部负重时姿势不正等均可引起腰背筋膜、腰大肌、骶棘肌等软组织出现不同程度扭伤和撕裂，严重者可发生肌腱韧带断裂、脊椎骨折、脱位等。腰骶关节是脊柱活动的主要部位，该处肌肉承受重量和张力较大，活动范围也较广，是急性损伤的好发部位。

【临床表现】

急性腰扭伤后，可当即出现腰部不能伸直、僵直体位、旋转屈伸困难等症状。而多数病例扭伤后当时尚能勉强坚持工作，但经过休息后，由于深部组织有出血肿胀，方才出现较剧烈的临床症状。本病患者，疼痛可发生于一侧或两侧，因腰部肌肉紧张，患者单侧躯干向病侧倾斜，双侧者腰部挺直。静止而不活动时，腰部疼痛较轻，活动或咳嗽、喷嚏时则疼痛较甚。某些严重病例，由于腰部剧烈疼痛而不能坐立及行走，甚至稍有转动就可产生剧烈牵拉性疼痛。

检查：要明确诊断出腰部损伤是哪个部位肌肉挛缩及痛点或压痛点。

【砭石治疗】

急性腰扭伤的治疗方法是以争取修复损伤组织为目的。砭石疗法结合腰肌功能锻炼，可以促进肌肉、韧带损伤的修复，并防止肌肉间的血肿粘连。

治则：通经络，调气血，利腰脊。

技法：

（1）患者取俯卧位，手握圆砭石施揉法，从上至下，先轻后重，先健侧后患侧，以通经活血。

（2）用砭擀指在患部从上方向下或向外施擀法，促进行气活血，养荣祛瘀。

（3）查到患部条索状物或肌肉痉挛，从起点施弹法，开始时轻弹，随痉挛变缓逐渐加大力度，到痉挛消失。

（4）痛点施一指禅法或揉法，或擀法，以散结止痛。

（5）握圆砭石或砭板顺肌纤维走向施推法，以理肌。

（6）肾俞及命门施温法，用砭块加温到 40～44℃ 或电热砭调控到 42℃，以温补肾阳，通经活络，散寒祛湿。

（二）腰肌劳损

【概述】

腰肌劳损是指腰部肌肉及其附着点的积累性损伤引起局部慢性无菌性炎症，以腰部隐痛、反复发作、劳累后加重为主要临床表现的疾病。

【病因病机】

腰肌劳损可以由许多外因引起，如工作或习惯使腰部长期呈不良姿势，腰部肌肉韧带过久地处于紧张状态；或腰部反复地发生急性损伤，使损伤组织失去正常功能。中医学认为，腰部主要属足太阳经循行位置，而又为肾之府。诸经脉贯肾，络于腰脊，有行气血、濡筋骨的作用。如肾虚则腰痛；如腰部外伤，可致使气血伤于内，久之导致经脉凝滞不和。另外，如腰部经常受风、寒、湿的侵袭，邪着经络，可致使气血失调，出现腰部肌肉筋脉痉挛疼痛。

【临床表现】

腰部一侧或两侧出现弥漫性疼痛，检查时压痛点不太明显，多为范围较广的按压酸痛感，腰部肌肉痉挛和运动受限，一般不太严重。

【砭石治疗】

腰肌劳损患者的病程一般较长，因此应积极祛除产生慢性损伤的原因，预防急性损伤的反复发生，以及改善工作和生活条件等。在砭石治疗期间，局部可配合温法。

治则：通经活络，行气养血，补肾强筋。

砭石治疗腰肌劳损的病程一般较长，因此应积极查出慢性损伤的病因，针对病因祛除之，并预防急性损伤的反复发生，以及改善工作和生活的客观条件，加强腰肌筋膜的锻炼，一般采用俯卧位，使两腿向后举，头高仰，反复作背弓运动。

技法：揉、擀、温、按、弹、推、一指禅等。

（1）手握圆砭器从胸背部开始，有序地向腰到臀至大腿施揉法，以通经活络，行气活血。

（2）手握砭擀指按上述部位有序地施擀法，促进腰背肌筋的血氧供给，以活血化瘀，养血荣筋。

（3）用砭块加温或电热砭调控在 42 ~ 43℃，放置于肾俞及命门，以补肾阳，强筋。

（4）用砭擀指尖在腰部、腰眼、腰椎关节（腰阳关）或压痛点处承扶、委中施揉法或一指禅法，以散结止痛。

（5）如查到腰部有条索状物或肌痉挛缩，在此处施弹法，以解筋除痉。

（6）圆砭器顺肌纤维走向施推法，以舒筋理肌。

（7）在膀胱经施逆经推法或划法，如发现阳性物，重点疾按疾提，通经活络。

（三）慢性腰臀肌损伤

【概述】

臀部是人体躯干和下肢的桥梁，位置低，负重大，活动多，容易受到外力的影响。又由于腰部肌肉（骶棘肌）较长，经常承受重力，加之腰肌起止点均为腱性组织，弹性、血运均较差（棘上、棘间韧带等也如此），因此容易发生慢性损伤，产生腰腿痛的症状。

【病因病机】

引起慢性腰臀肌损伤的原因很多，常见的几种为：

（1）工作姿势不良，如长期弯腰或固定于某种不良姿势负重劳动，腰部肌肉筋膜和韧带经常处于紧张状态，日久则造成这些肌肉附着区积累性的充血、水肿、增厚、变性，产生无菌性炎症，引起疼痛。

（2）由于腰部急性损伤，未能及时治疗或治疗不当，或因损伤后未及时锻炼，损伤的肌肉无法得到迅速而完善的修复，血肿吸收不佳，产生肌肉出血性粘连和肌肉萎缩，从而遗留慢性腰痛或腰腿痛。

（3）脊柱的先天性畸形（如腰椎骶化、骶椎腰化、隐性脊柱裂、半椎体等），虽不是直接引起腰痛的原因，但由于脊椎变异后韧带或肌肉附着点也可能发生变异。因之当体力活动后，由于腰部两侧肌肉用力不平衡，容易产生继发性无菌性炎症（劳损），出现腰腿痛的症状。

【临床表现】

发病缓慢，病程较长，自觉腰部软弱无力，酸胀不适，休息后好转，劳累后加重，不能久站及久坐，需经常变换体位，有时患者自己用拳叩打腰部反觉舒服，部分患者有急性扭伤史。检查时，腰部无畸形，有时有轻度肌紧张，活动一般不受限制。腰部疼痛为一侧或两侧，常与主诉疼痛部位相符。有的患者则无明显压痛点。

【砭石治疗】

慢性腰臀肌劳损一般病程较长，其腰肌劳损的病理变化多为肌肉附着点产生持续的无菌性（或叫缺血性）炎症，引起疼痛，使肌肉长期处于半收缩状态。砭石治疗，能解除局部肌肉痉挛，促进局部血运，改善劳损肌肉的营养状态，因此有较好的疗效。在治疗期间，嘱患者进行适宜的腰背肌锻炼，可进一步巩固疗效。

治则：通经活络，行气止痛，理肌强筋。

技法：采用仰卧位，施揉、按、擀、推、划、弹、一指禅、温补法。

（1）腰臀肌劳损首先均用圆砭石从胸、腰、臀至下肢开始轻揉，逐渐加大力度揉3~5分钟。

（2）各损伤肌筋的附着点或"以痛为腧"的痛点施揉法或一指禅法，以疾提徐按为原则，以散结止痛。

（3）用砭擀指在胸、腰、臀及下肢各放射的患病部位施逆排法，促进肌筋血气运行，增加血氧供给，推进代谢瘀积物排除，以活血化瘀。

（4）在肾俞、大肠俞、委中、承山、风市等穴用砭擀指施疾按徐提之补法，以通经活络。

（5）用砭擀指在膀胱经脉上施推法或划法，以通经活络。

（6）用砭板锐缘垂直于肌痉挛或肌束任何一侧，在患者能耐受疼痛的条件下，从痉挛起点施轻慢的弹拨法，并随着弹拨肌筋紧张度降低逐渐加速弹拨，解除肌张力，解筋除痉。

（7）肾俞、大肠俞用砭块或电热砭施温法，以温补肾阳，强筋。

（8）用圆砭石在患处顺肌纤维走向施推法，理肌整筋。

（9）患侧施砭石治疗好转后，由于两侧肌筋紧张度长期处于压力、张力不平衡的状态，因此也要用砭石不断对健侧施相应的技法并加以调整。

（四）腰椎间盘突出症

【概述】

腰椎间盘突出症，又名髓核突出症或腰椎间盘纤维环破裂症，是临床常见病、多发病。中医将本病归为"痹证"，认为本病与寒凝经脉、气滞血瘀、肾气不足等因素密切相关。

【病因病机】

主要原因是纤维环破裂，髓核突出，突出的椎间盘组织对神经根的机械压迫、化学性刺激以及自身免疫反应所造成的炎症水肿导致疼痛及活动受限。中医学认为，本病以肾精亏虚为根本，加之外伤以及感受风、寒、湿邪，引起气滞血瘀、风寒湿闭阻经络，经脉不通，则出现腰腿疼痛。

【临床表现】

腰背部僵硬酸痛，活动受限，疼痛麻木感可向双下肢放射，突出压迫脊髓，严重者可出现下肢萎缩及尿便障碍。

【诊断】

常发生于青壮年，有急、慢性损伤或感受寒湿病史。脊柱侧弯，腰椎生理弧度消失，病变部位椎旁有压痛，并向下肢放射，腰部活动受限。下肢受累神经支配区有感觉过敏或迟钝，病程长者可出现肌肉萎缩。直腿抬高加强试验阳性，膝、跟腱反射减弱或消失，拇趾背伸力减弱。CT 检查可显示突出的部位及程度。

【砭石治疗】

处方：腰椎夹脊穴、大肠俞、秩边、环跳、承扶、殷门、委中、承山、昆仑、阿是穴等。

治则：舒筋复位，活血通络。

技法：患者取俯卧位，用揉、擀、一指禅、弹、推、划、温等法。

（1）用圆砭器在腰部操作，先健侧后患侧，从胸肌到腰部、臀股部施揉法，以行气活血。

（2）用砭擀指在胸、背、腰、臀部施擀法，促进血氧供给，排出致痛的瘀积物。

（3）用砭擀指在各痛点、腰眼、腰骶关节以及环跳、承扶、委中、承山、昆仑等腧穴交替施一指禅法或揉法，以疾按徐提为原则，以散结止痛。

（4）手握砭板钝缘，用锐缘垂直于肌筋痉挛处施弹法，从起点或结点开始轻弹，使肌肉紧张度降低，肌筋变软，弹力加大，以达到舒筋解痉的目的。

（5）用砭块加温或电热砭调控到42℃，以温阳补肾，养荣强筋。

（6）在 CT 或 MRI 所见椎间盘突出处，用砭擀指沿两椎间隙施疾按徐提之揉法，以达到柔筋目的，使局部肌肉柔软，并顺势施猛力按推，争取使椎间盘复位。

（7）用圆砭石在胸背部顺肌纤维走向施推法，以理肌舒筋。

如椎间盘已复位，仍用砭石疗法以补肾强筋，并嘱患者睡硬板床，半年内防止摔伤。

（五）棘上韧带急性损伤和慢性劳损

【概述】

棘上韧带自一个脊椎棘突伸展到另一个棘突，一般的棘上韧带损伤或劳损是自第 1 胸椎棘突以下。这些韧带分三层：浅层位于腰背筋膜之上，其最下纤维与部分腰背筋膜紧密交织，韧带纤维贯伸于3～4个棘突之间，并附着于棘突；中间层韧带纤维贯伸于 2～3 个棘突之间，与部分腰背筋膜的浅层背阔筋膜和多裂肌肌腱交织而成；深层是韧带的最终部分，韧带纤维束连接相邻的两个棘突，附着点不超过棘突的顶点，部分由背阔筋膜所组成，并由多裂肌肌腱附着。棘上韧带的平均前后厚度为 5～7mm，平均侧面厚度为 6～8mm，其前方为棘间韧带，但两者之间无明显分界线。

【病因病机】

棘上韧带基本上是由腰背筋膜和背阔肌与多裂肌的延伸部分综合所组成。当人体弯腰抬扛、搬运重物，或重物坠落压向顶、背及腰部时，如腰背肌缺乏收缩力的准备，均可使棘上韧带超过被牵拉的范围而引起急性损伤。棘上韧带劳损的患者，由于棘上韧带力量较弱，当遭受牵拉时，它可相应拉长，神经纤维不能适应拉长的程度，从而产生异常的张力刺激而引起疼痛。另一原因是韧带本身已有变性，随着年龄的增长，韧带的中间层和深层发生纤维软骨化或其他变性，因之成为腰痛的潜在因素。棘上韧带损伤或无明显的损伤而出现的腰痛，疼痛位置不一定在棘突顶点，往往发现在棘突的一侧或两侧，这表示病变部位是在背阔肌和多裂肌附着于韧带或棘突处（因这些肌腱和筋膜的延伸部分附着在棘突上）。

【临床表现】

脊柱中线部位疼痛是主要症状。疼痛位置主要是在棘突后侧顶点及其左右两侧，痛点常固定于 1 ~ 2 个棘突部位，极少数并有放射痛。个别胸椎棘上韧带劳损患者，可在咳嗽时感到患处疼痛加重，部分患者于劳累后疼痛加重，或于休息后暂时缓解。但也有少数患者，休息时或弯腰动作均感疼痛加重，有时甚至一侧肩膀活动时也能使疼痛加重。

检查：棘突顶点或其两侧有较明显的压痛点，重压时疼痛加剧，压痛点与患者主诉疼痛的位置常相符合，胸腰段棘上韧带损伤或劳损的患者，有时于仰卧或背部靠在椅背上时，可引起触痛，故患者常取侧卧，坐时也不敢靠在椅背上。

【砭石治疗】

治则：温经活血，解痉止痛。

技法：患者取俯卧位，用揉、按、推、划等法。

（1）用圆砭石从颈部向腰部施揉法，以通经活络。

（2）用砭擀指在脊中棘突痛点逐个轻按揉，随痛阈提高加大力度按揉，以散结止痛。

（3）用砭擀指在脊柱旁横突间压痛点施轻按揉法，疼痛缓解时逐渐加大力度，以散结止痛。

（4）用砭擀指在脊旁顺肋间施分推法以舒筋，减轻韧带张力。

（5）用圆砭石从颈部开始向腰骶部施推法。

（6）腰骶部损伤疼痛可用圆砭石先揉再轻按，然后再重按，并向两侧施推揉法。

（7）用砭擀指在腰眼、承扶、委中、棘突的痛点施揉法或一指禅法。

（8）用砭块加温或电热砭调控在 42～45℃ 以温补，增强血气运行，通络养筋。

（六）棘间韧带急性损伤和慢性劳损

【概述】

棘间韧带位于相邻的棘突之间，呈长方形，其腹侧与横韧带相连，其背侧与背长肌的筋膜和棘上韧带融合在一起，腰棘间韧带是由三层纤维组成，主要层或中间层的纤维方向是自后上方斜向前下方，在此层的外面，左右各有一层，其纤维方向是自前上方至后下方，这种交叉的排列加强了韧带的强力。中间层又可分为三部分：腹侧部分起于上一个棘突下缘的腹侧 1/2，与横韧带相连；中央部分起于上一个棘突下缘的背侧 1/2；背侧部分起于背长肌筋膜和棘上韧带，与下一个棘突上缘的背侧 1/2 相连，三者之间以背侧部分最强有力。

【病因病机】

腰部日常的屈伸动作，使介于两棘突之间的韧带，经常遭受牵伸和挤压，这种磨损足以引起韧带变性。随着年龄的增长，韧带变性的程度也逐渐加深。有人用肌电图观察到人体站立时骶棘肌没有收缩，脊柱开始前屈时骶棘肌开始收缩，直至完全前屈，骶棘肌反而完全放松，整个脊柱的稳定力量由韧带来承当，使棘间韧带更易遭受急性损伤和慢性劳损。在腰脊柱中，下部腰椎之间的活动度最多，所受的压力也最大，故棘间韧带变性和破裂多见于第4、5腰椎和第5腰椎至第1骶椎之间。

【临床表现】

腰痛是本病的一种主要症状。疼痛位置在两个棘突之间，即棘间韧带处。以第5腰椎至第1骶椎之间为最常见，其次为第4~5腰椎之间。疼痛时轻时重，劳累可使疼痛暂时加重，一经休息，疼痛即暂时缓解或消失。有时在向前或向后进行弯腰动作时，疼痛加重。因此，腰部前屈或后伸受限制，少数患者伴有肌肉痉挛。检查时，棘间韧带处有明显的局限性压痛点，重压时疼痛常加剧。

【砭石治疗】

治则：温经活络，行气活血，舒筋解痉。

技法：患者取俯卧位，用按、揉、一指禅、弹、温法。

（1）用圆砭石从胸部开始轻揉，逐渐加大力度按揉，以通经活络。

（2）用手拿圆砭石放置在棘间施轻揉法，再加大力度重揉，以活血养筋。

（3）用砭擀指在第4、5腰椎和腰骶关节、腰脊及腰眼、委中施按揉法或一指禅法，逐渐加大力度，以散结止痛。

（4）用砭块加温或电热砭调控到42℃，热敷20~30分钟，其特有极远红外线作用于腰部，增强血氧供给，以养筋。

（5）如检查到条索状物和肌束挛缩，用砭板锐缘或砭擀指尖沿着垂直肌束走向从起点施轻弹法，随肌张力降低逐渐加大力度，以舒筋解痉。

（6）用圆砭石从胸部开始向腰部和臀股部施推法，以理肌舒筋，增强韧带弹性。

（七）腰背筋膜劳损

【概述】

腰背筋膜劳损是引起慢性腰背痛的常见疾病之一，又称腰背筋膜炎、腰背纤维组织炎等，其病变在筋膜上，多有压痛，但病理切片上多数没有炎症变化。患者多追忆不到明显的外伤史，外表又看不出显著的器质性改变，只会有轻度疼痛的表现，大部分患者生活可以自理，能继续工作，却又影响劳动能力的发挥。

【病因病机】

腰背筋膜劳损的痛点较多见于第 3 腰椎横突的一侧或两侧，该处常为第 12 胸神经的皮支，于骶棘肌外缘穿出腰背筋膜。手术中发现痛点的腰背筋膜呈横形破裂，长度约 1.2cm，皮神经即由此裂口穿出，周围存在不同程度的粘连。此种病理变化再加上伴有坐骨神经痛的症状，往往被误诊为腰椎间盘突出症。腰背筋膜破裂与皮神经周围的粘连有密切关系，可能是由于腰背筋膜破裂产生粘连，皮神经受粘连包绕而较固定，不能适应腰部的正常活动，因之皮神经经常受牵拉刺激而致腰痛。

临床上，应用砭石技法剥离松解皮神经粘连，可获得症状的改善或消失。在 5 个腰椎中，除第 5 腰椎横突变异较多见外，第 3 腰椎横突常较其他腰椎横突为大，身体瘦弱者，可在体表摸到突起的横突。腰背筋膜破裂，可能与腰之横突有密切关系。临床上，本病较多见于身体较瘦弱者，在腰部的日常活动中，由于第 3 腰椎横突容易抵住腰背筋膜，故经常牵引与摩擦，可逐步造成腰背筋膜破裂，所以，腰背筋膜破裂也可无明显损伤史。

【临床表现】

本病的主要症状是第 2、3 腰椎横突处疼痛，第 3 腰椎横突处的疼痛最为多见。可为单侧痛或双侧对称性疼痛，疼痛范围可较局限，但有时疼痛范围虽较广，而最痛点仍常在第 3 腰椎横突附近，甚至伴有同侧下肢的放射性疼痛，部分患者弯腰时可加重疼痛。检查时，劳损部位常有明显的压痛，在伴有同侧下肢放射性疼痛时，该侧的直腿抬高可有一定的限制。重按腰部压痛点与直腿抬高，可以引起或加重臀部和腿后部的放射性疼痛。

【砭石治疗】

治则：通经活络，散结止痛，解痉强筋。

技法：取俯卧位，用揉、擦、弹、推、一指禅法。

（1）用圆砭石从胸背部到腰骶部施揉法，逐渐加大力度；再从腰背部顺肋间神经走向施两侧分揉法，以行气活血。

（2）用砭擀指从胸部向腰部骶施逆擀法，再施分擀法以达深层，增强血气运行，化瘀。

（3）用砭擀指在痛点或压痛点施按揉法，由轻到重，逐渐加大力度，用一指禅法，以患者对疼痛的耐受度为准，散结止痛。

（4）如骶棘肌筋膜增厚甚至痉挛，用砭板锐缘深入和垂直于骶棘肌，从起点开始轻弹，逐渐降低肌紧张度，再加大弹拨的力度，直至痉挛和肌紧张消失，解痉强筋。

（5）用圆砭器在胸背部到臀部施轻推到重推，再从腰部顺肋间神经走向施分推法。

（6）用砭块加温或电热砭调控在 42～44℃热敷或热熨，以活血养筋，促进康复。

（八）髂腰韧带劳损

【概述】

髂腰韧带较坚韧，位于髂嵴后部的内侧面至第 5 腰椎横突顶点及其下缘，呈向内或向下的斜行位置。第 5 腰椎前屈至一定程度时，腰骶部后侧关节处相互抵住，限制前屈运动，髂腰韧带也有限制第 5 腰椎前屈的功能。

【病因病机】

由于髂腰韧带具有限制第 5 腰椎前屈的功能，因此有保护椎间盘的作用。在腰部运动时，腰骶部所受压力通常较大，尤其在腰部完全前屈位、骶棘肌完全放松的情况下，整个脊柱的稳定性由韧带来承担，如果不注意保护腰部而经常弯腰工作，就可能成为髂腰韧带劳损的一种因素。髂腰韧带处于正常位置上，方能发挥其生理功能。由于第 5 腰椎横突位于髂嵴后内侧和两髂嵴的连线下部，使髂腰韧带呈向内和向下的斜行位置，因此对第 5 腰椎具有牵拉作用。第 5 腰椎的变异较多，腰椎骶化或骶椎腰化，能运动的最下节腰椎不再位于髂嵴后内侧，而是在较高位置。髂腰韧带的正常位置发生改变，或呈相反斜行位置，不仅使韧带失去正常功能，也容易发生韧带劳损。故在单侧腰椎骶化时，较易发生髂腰韧带劳损。此外，骶棘肌止点与髂腰韧带相互联结，横行肌肉附着的撕脱等，也可影响髂腰韧带引起类似症状。

【临床表现】

髂腰韧带劳损的主要症状之一是一侧或两侧的髂腰角部位疼痛，

腰部前屈或向侧方屈曲运动可加重疼痛，部分患者伴同侧臀部、大腿后外侧或小腿后侧痛。检查时，髂腰韧带部位有明显压痛，腰部可有肌肉痉挛和运动的部分受限。运动受限以前屈较多见，在伴有同侧下肢放射性疼痛，重按痛点尚可引起或加重放射痛。由按压引起的放射痛多半与患者主述位置相似，同侧直腿抬高也有一定程度的限制。

【砭石治疗】

髂腰韧带劳损，砭石治疗常有较好疗效。对某些疼痛较剧烈的病例，也可同时给予局部砭块热敷，内服止痛药等方法。

治则：通络止痛，活血利腰脊。

技法：揉、擀、一指禅、分推法。

（1）用圆砭石在腰部髂腰韧带周围开始逐渐向患部轻揉并逐步加大力度，以行气活血。

（2）腰部用砭擀指从胸背部及腰髂部施逆擀法，以促使血气运行和供给，可散瘀。

（3）用砭擀指在痛点施轻揉，然后逐渐加大力度重揉，以散结止痛。

（4）髂腰关节韧带处用圆砭石施分推法，以舒筋。

（5）重揉若引起放射痛时，可沿放射部位逐渐向前轻揉，再重揉，以通经活络。

（6）在腰髂部用圆砭石开始轻推，逐渐加力重推，以理肌强筋。

（7）如发现有肌痉挛，用砭板锐缘施弹法，以强筋解痉。

（8）用砭块或电热砭调控在 42～44℃，以活血养筋。

（九）腰骶关节韧带劳损

【概述】

腰骶关节韧带损伤，其实质是第 5 腰椎和第 1 骶椎关节韧带的积累性损伤，因活动的腰椎与固定的骶椎之间承受着较大的屈、伸、旋转及剪式应力，容易发生退变。此外，先天畸形、久病、体弱、急性腰扭伤未愈也是发病因素。本病在临床上多见于老年人、重体力劳动者。

【病因病机】

由于活动不慎，腰部因突然遭受暴力，可引起韧带急性损伤。

长期弯腰或抬重物时，背伸肌与绳肌同时紧张，使保持姿势的应力集中于韧带和关节囊，多次积累后可导致韧带逐渐变性，成为韧带慢性劳损。

【临床表现】

患者常有外伤史，主诉腰骶痛，急性期过后有隐痛，腰部前屈后伸可受限制。检查时，腰骶部无压痛，但有深叩击痛。骶棘肌一般无明显痉挛，但腰骶关节试验阳性（患者仰卧位，两膝、两髋尽量屈曲，医者左手按住患者两膝，右手将患者两足左右侧方大幅度摇摆，如腰骶部疼痛加重，即为阳性）。

【砭石治疗】

治则：温通气血，调治腰骶。

技法：患者取俯卧位，用揉、擦、按、一指禅、温法。

（1）圆砭石在腰骶部局部及其周围施揉法，以行气活血。

（2）在腰部用砭擦指施分擦法活血化瘀，促进局部血氧供给。

（3）用砭擦指在腰眼、肾俞、委中以及"以痛为腧"痛点处施重揉法，或用一指禅法，通经活络。

（4）用砭擦指在腰骶关节处施揉法或用圆砭石侧缘重按疾提，活血养筋。

（5）患者采用仰卧位，将砭块加温或用电热砭调控至42～44℃放置在腰部，以旋腰法调治腰骶关节及韧带。

（十）骶髂关节韧带损伤

【概述】

骶髂关节为凸凹不平、互相嵌插的耳状关节面，有极轻微的活动，同时韧带牢固，所以韧带单纯损伤更为少见。少数病例在劳动和体育活动中，由于骶部和臀部遭受到较大的向前或向后旋转暴力，可使该部韧带急性损伤。多产的妇女易使骶髂关节韧带多次长期损伤变性，从而造成慢性劳损。

【临床表现】

急性损伤期，骶髂关节处疼痛，腰部拉伸或急速旋转时疼痛加重，如骶髂关节韧带损伤，局部压痛常较明显，有时可见肿胀。慢性劳损者，局部有重叩击痛，骶髂关节试验阳性。由于此试验不能使腰骶关节韧带紧张，因此在腰骶关节韧带损伤情况下，此试验常为阴性。

【砭石治疗】

治则：行气缓痛，活血利腰脊。骶髂关节韧带急性损伤，治法可参考腰骶韧带损伤。但如由于妇女多产原因引起的慢性劳损，则应劝告绝育，防止再度损伤。

技法：用揉、擀、提按法。

（1）用圆砭石在腰骶部周围施以揉法，以活血行气。

（2）在腰部用砭擀指施分擀法，活血化瘀，促进局部血氧供给。

（3）用砭擀指在腰骶关节处施揉法，或用圆砭石侧缘重按疾提，或用一指禅法，以舒筋止痛。

（4）患者仰卧位将砭块加温或电热砭放置在腰部，温肾养筋，调治腰骶关节及韧带。

（十一）肥大性脊柱炎

【概述】

肥大性脊柱炎又名增生性脊柱炎、退行性脊柱炎，是因椎间盘退行性改变后，椎体前缘（或后缘）发生骨质增生，压迫前（后）纵韧带所引起的一系列临床症状。发病人群以中老年居多。

【病因病机】

目前，一般认为人体不协调的脊椎活动，如外伤（特别是慢性损伤）闪扭、老年性髓核脱水、椎间盘硬化、椎间盘变窄、椎间韧带松弛、弹性减弱、肌肉萎缩等，均可能使椎体间的相互关系及位置发生变化，从而破坏了原椎体间力的平衡。此时，人体为建立和维持新的椎间力的平衡，稳定脊柱，即可产生脊椎骨质增生。虽然很多中老年人都有骨质增生，但出现症状者仍是少数。这是因为损伤或退行性病变使脊椎间相互位置发生了变化，超出了椎体本身代偿的范围，从而引起一系列临床症状。中医学认为肾主骨生髓，肾气充盈则骨髓充实，骨骼坚强。中年以后，肝肾渐亏，气血亦虚，筋骨肌肉等组织日渐发生退行性病变。负重大、操作多的关节，常常容易发生慢性损伤，损伤则气血不和，使筋脉濡养更为不足，于是就容易引起骨关节炎。邪之所凑，其气必虚，气血不和、筋脉失养之部，更易为风、寒、湿邪所侵，因此病情缠绵，经久难愈。

【临床表现】

主要表现为腰痛，其特点为早晨起床活动后感到疼痛，稍活动后疼痛反而减轻。有时经过短时间劳动及全身出汗后并不觉疼痛，但如腰部频繁活动后，腰痛常在夜间出现并较重，甚至不能翻身入睡。一般情况下，腰痛性质多是酸胀样疼痛，病程长者为时轻时重，并与气候变化有一定关系。有时因为骨质增生，可压迫脊神经根，引起大腿前部和外侧疼痛，少数病例还有不典型的坐骨神经痛。检查时，可见侧凸或腰前凸变平，老年肥大性脊柱炎患者，还可呈老年性圆背。一般病例，浅压痛常不明显，但可有深压痛或间接压痛。本病患者，腰部活动多无明显受限，在症状较重时，也可见有腰部肌肉痉挛。

X 线检查可见椎间隙轻度变窄，椎体上下缘可见骨质增生（或称唇样增生），椎体前缘变钝呈磨角状。有时骨质增生甚多，致使上下椎体之间发生连接，即所谓"桥联"。椎体上下软骨板骨化，致密度增加，椎间孔变小，有时可见轻度侧凸或腰前凸变平。少数患者可出现腰前凸增加，侧位 X 线片可见腰椎椎体呈阶梯样排列，称为"脊椎不稳定症"，其症状可能比一般退行性脊柱炎较重。

【砭石治疗】

治则：行气活血，通经活络，养荣舒筋。本病治疗时间较长，砭石治疗期间，进行适当的腰背肌锻炼，可以增强和巩固疗效。

技法：患者采用俯卧位，揉、按、擀、温法。

（1）用圆砭石在胸背至腰部施轻揉法，由上到下逐渐增加力度，以行气活血。

（2）用砭擀指从胸背部有序施逆擀法，以促进通经活络，增强气血运行。

（3）用砭块加温或电热砭调控到 43～45℃，从胸背部到腰骶部施温熨法，熨者推动砭具发射超声波脉冲以激活肌筋细胞，增强极远红外线作用，可温经散寒，祛湿通痹。

（4）在肾俞和命门放置砭块加温，以温补肾，壮命门之火，强骨填髓。

（5）用圆砭石在足太阳经上顺经施推法或划法，以温经活络。

（6）用砭擀指在足太阳经施顺经逆擀法，促进气血运行，以温经散寒、渗湿、壮骨强筋。

（7）如有条件，可采取仰卧位，在腰部、颈部长时间放置加温的砭块，以温经通络、散寒祛湿。

七、髋关节伤筋

（一）髋关节滑囊炎

【概述】

髋关节滑囊炎多发于小儿。

【病因病机】

髋关节过度使用及轻度外伤，可以导致外伤性大转子滑囊炎，特别是小儿患者更为多见。有人认为本病与外感也有一定的关系。转子滑囊位于臀大肌与转子外侧之间，髂耻滑囊位于髂腰肌与耻骨之间，常与髋关节相沟通，急性滑囊炎发作时局部有疼痛和压痛，并可出现大转子后方或股三角区肿胀疼痛，同时可因股神经受压或刺激而沿大腿前侧放射至膝部与小腿内侧。

【临床表现】

临床主要表现为髋关节疼痛，疼痛部位可位于髋关节外侧、臀部或腹股沟处，行走或上楼时更明显，并逐渐发展为患肢不能站立、行走、跛行或绕行，髋关节压痛。平卧时，患者大腿常处于屈曲外展或外旋位，不愿伸直其腿，以松弛臀大肌的张力，减轻疼痛。

【砭石治疗】

治则：活血舒筋，消瘀止痛。

技法：患者取俯卧或侧卧（患侧向上）在髋关节周围施按揉、擦、一指禅、温、弹法。

（1）用圆砭石髋关节周围和臀大肌、股内侧肌群施按揉法，以行气活血。

（2）用砭擦指在髋关节的臀大肌、股内侧肌群、小腿内侧循序施逆擦法，以活血消瘀，降低肌筋张力。

（3）用砭擦指在髋关节周围的痛点及患者髋、股、小腿处各压痛点施按揉或一指禅法，以散结止痛。

（4）用砭块加温或电热砭调控在41～43℃，放置在髋关节和股三角处，具有温经散寒、活血化瘀的作用。

（5）对患肢短于健肢的患者，医者一只手扶患者髋部前方，另一只手握住小腿，轻柔地晃动髋关节2～3分钟，再将患侧下肢轻轻地做内旋并向上屈髋，使之尽量屈曲，然后将患肢向下牵引拉平，再与健肢相比，要求两肢长短相等。

（6）用圆砭石加温到42～44℃，熨髋关节前、外、后部，以活血消瘀、理肌舒筋。

（7）如发现本病引发髋部及股部和小腿肌束处有痉挛、条索状物，在散结止痛后，用砭板锐缘垂直于条索或痉挛肌束施弹拨法，以舒筋解痉。

（8）用圆砭石顺肌纤维走行施推法，理肌舒筋。

（二）髋关节扭挫伤

【病因病机】

（1）行走不慎，跌仆闪挫，强力扭转，气滞血凝所致。

（2）外伤之后，失治或误治，经久不愈。

【临床表现】

1. 急性型　伤后酸痛，不肿或微肿，肌肉压痛，转动不能，动则痛剧。

2. 慢性型　经久不愈，步行艰难，久走疼痛转剧，甚或关节僵硬。

【砭石治疗】

1. 急性型

治则：急性型活血祛瘀，消肿止痛；慢性型活血通经，散瘀定痛。

技法：揉、擀、按、推、温法。

（1）用圆砭石从健部开始从上到下有序轻揉，以有舒适感为宜，逐渐加大力度按揉，并逐渐有温热感，具有行气活血的作用。

（2）用砭擀指在患部顺肌纤维走向施擀法，以祛瘀、消肿。

（3）用砭擀指腹或砭板在患部施推法，以化瘀消肿。

（4）用砭擀指在局部"以痛为腧"的痛点及周边穴位施疾按徐提之补法或一指禅法，以散结止痛。

（5）用砭块加温或电热砭调控41～43℃热敷，以温补养筋。

（6）用圆砭石顺经筋走向施推法，以理肌舒筋。

（三）股内收肌损伤

【概述】

股内收肌为大腿内侧肌肉，包括内收长肌、内收短肌和内收大肌。如股内收肌局部出血、肌肉粘连，可严重影响下肢的功能活动。

【病因病机】

股内收长肌可因强力牵拉发生损伤或因骑马时使内收肌遭受严重

挫伤，使肌肉纤维断裂，局部出血，机化。骨盆骨折的患者，骨折部出血亦可渗入内收肌的肌纤维及其附近组织，形成血肿，日久则血肿机化产生粘连，刺激闭孔神经引起反射性肌肉痉挛或血肿骨化，成为骨化性肌炎，限制大腿外展和前屈的功能活动。

【临床表现】

患者大多表现有大腿内侧疼痛，脚尖不敢着地，取下肢半屈曲位，大腿不敢内收、外展。骨盆骨折的患者，多在6~7周后开始练习活动时，发现下肢外展举高严重受限，内收肌起点处明显疼痛，肌肉紧张，患肢不能负重。

检查时，患侧内收肌或耻骨肌较正常变硬。此外，股骨干骨折、粗隆间骨折或内收肌牵拉性损伤的患者，可出现内收肌痉挛的症状。

【砭石治疗】

治则：行气通络，散瘀止痛。砭石疗法治疗本病，可以剥离局部粘连，解除肌肉痉挛，消除疼痛和恢复患肢的正常活动功能，如能在治疗期间嘱患者自行配合下肢功能锻炼，则疗效更佳。

技法：施温法在骨折处，取得突出疗效后，用按揉法。

（1）骨盆骨折者，用砭块加温或电热砭放置在骨折处长时间热敷，以行气活血，化瘀止痛，促进愈合。

（2）骨盆无骨折者：①内收肌局部用圆砭器轻度按揉，随疼痛减轻可加大力度按揉，以行气活血。②用砭擀指在内收肌群施顺擀法，促进局部血运以消肿。③"以痛为腧"的痛点或压痛点、箕门、血海、伏兔穴用砭擀指施一指禅法或按揉法，随疼痛减轻适当加大力度，散结止痛。④用砭板锐缘垂直于条索状物或肌肉痉挛纤维施轻弹，随弹拨，肌肉紧张力降低和疼痛减轻，可以加大力度弹拨，直至肌肉痉挛减轻或消失，达到舒筋解痉的目的。⑤如查到局部肌筋粘连，用砭擀指尖或砭板锐缘深入肌筋粘连处施轻揉技法以分筋，剥离粘连。⑥在股内收肌群的起点或止点或坐骨结节损伤处用电热砭（调控到 42～43℃）施温法，以活血养筋，消肿止痛。⑦用圆砭器在股内收肌群顺肌纤维走向施推法，以理肌舒筋。

一般每天 1 次或隔天 1 次，10 次为 1 个疗程。但剥离粘连必须隔天 1 次，并加强活动，防止再次粘连。

（四）股四头肌挫伤

【概述】

股四头肌是一组坚强的伸小腿肌，其中股直肌兼有屈大腿的作用，由于股四头肌位于大腿前侧浅表处，容易为直接暴力挫伤。如打篮球、踢足球或摔跤运动员在比赛中相互碰击顶撞，则易引起挫伤。间接暴力引起股四头肌拉伤者比较少见。

【临床表现】

挫伤轻者除疼痛外，可有压痛。挫伤重的患者，有红、热、肿、痛等反应性急性炎症表现。伤后数日，局部可出现青紫色瘀斑，如果主动收缩股四头肌，则局部疼痛加重。患者腿部的功能，常显现出部分障碍。

【砭石治疗】

治则：行气通络，散瘀止痛。砭石治疗期间，可配合热敷与红外线照射，以促进损伤恢复。

技法：用按、揉、提、推、划、擀、温法。

（1）用圆砭石在股四头肌起始部特别是撞击部施轻揉法，随疼痛减轻逐渐加大力度按揉，以行气活血。

（2）用砭擀指在撞击周围及同一经脉的伏兔、足三里、上巨虚、风市等穴，施疾按重提、平补平泻法，以通经止痛。

（3）用砭擀指或砭板循胃经施向心推或划法，以通经活络。

（4）用砭擀指在患部从下向上施顺经推法，推动血气运行，改善微循环，消肿散瘀。

（5）用砭块加温或电热砭调控在42℃放置在股四头肌伤痛处，并施轻揉法，发射超声波脉冲或极远红外线，改善局部血液循环，促进血氧供给，荣肌养筋，加速修复。

（6）用圆砭石顺股四头肌循行方向施推法、揉法，以理肌舒筋。

（五）梨状肌损伤

【概述】

由于各种原因导致的梨状肌部位肌肉紧张、痉挛和疼痛，并刺激坐骨神经、臀下神经，引起臀腿痛，称为梨状肌损伤。梨状肌起于第2、3、4骶椎骶孔前外侧和骶结韧带，经过坐骨大孔时留有上下两孔，臀上动脉和臀上神经通过上孔，臀下动脉、臀下神经、股后皮神经、阴部神经和坐骨神经从其下孔经过，结于股骨大转子顶部。由于脊椎腰曲段向前弯曲角度较大，形成脊三肌（腰大肌、腰小肌及腰方肌）、腰背直肌（腰髂肋肌、腰最长肌及棘肌）与臀部梨状肌，三者共同构成跨越腰、腹、腿的不等边三角形。其中，梨状肌成为该三角的底边，基于这种结构形态的特点，当梨状肌损伤时，由于梨状肌充血、水肿、痉挛刺激，压迫坐骨神经、臀下神经而引起臀腿痛。

【病因病机】

高位臀部挫伤，髋部扭闪，髋关节急剧外旋，使梨状肌变性、纤维挛缩；髋关节突然内收、内旋，使梨状肌遭受损伤后痉挛、水肿，刺激或压迫臀下神经和坐骨神经，长此以往产生坐骨神经慢性损伤。

【临床表现】

主要症状为臀部剧烈疼痛，甚至如刀割样难忍，夜不能寐，疼痛发作时可放射至下肢甚至到足部。典型症状为：患者走动时，腰向患侧弯曲，屈膝，足尖着地，头向健侧倾斜，形成由上而下的多曲折性跛行体态。严重时，臀部呈现"刀割样"或"灼烧样"的疼痛，双腿屈曲困难，双膝跪卧，夜间睡眠困难。

【砭石治疗】

治则：行气活血，舒筋解痉，散结止痛。

处方：选足三阳经脉及其有关腧穴，包括居髎、上髎、次髎、下髎、承扶、委中和各压痛点。

技法：用按、揉、擀、推、划、温、搓法等。

（1）首先以圆砭石从腰至后臀，沿髂嵴向后、向下经髂后上棘，后下棘骶外侧和大腿后部经筋分别用砭擀指腹施反复按推揉法，放松臀大肌及臀中肌，由浅至深，有温热舒适感，以行气活血。

（2）腰及臀部至腿后侧阳明经和少阳经从上向下施按逆擀法，以舒筋，特别是要达到深层经筋，促进血气运行，以养荣化瘀。

（3）术者以双手拇指相重叠触摸，清楚梨状肌分布范围，医者拇指和食指、中指握复式砭板（虎口处为两角间切迹处），重按砭板或用砭擀指指尖到达梨状肌，用弹法来回弹拨该肌，弹拨方向应与肌纤维走向相垂直。一般从上向下弹拨10～20次。弹拨时患者有明显的酸痛、窜痛感。

（4）病痛灶（结点）处以及居髎、上髎、次髎、下髎、委中、承扶、承山、肾俞、环跳等穴用砭擀指点按或施一指禅法，用以通经活络，散结止痛。

（5）用砭擀指循足三阳经施推法或划法，以治三经"肉节""痿疾"和"骨痿"。

（6）手握圆砭石在梨状肌处重按，从内向外做按揉法，反复操作后有舒适感，以散瘀消肿。

（7）理肌。用圆砭器顺梨状肌走向，从外向内推按，以解肌舒筋。

八、膝关节伤筋

（一）膝关节内侧副韧带损伤

【概述】

膝关节外侧各有一条副韧带，内侧副韧带从股骨内踝到胫骨内踝下缘，韧带的深层与半月板相连；外侧副韧带从股骨外踝到腓骨头外侧面。副韧带主要是加强膝关节的侧面稳定。在膝关节韧带中，以内侧副韧带的损伤最为多见。

【病因病机】

正常人的膝关节约有10°左右的外翻，因而膝外侧最易受到外力的冲击。当人体膝关节处于轻度屈曲位时，如发生负重滑倒或重物砸于膝关节外侧等情况，就可因小腿突然外翻而造成膝关节内侧副韧带损伤。如损伤外力较轻，仅能使韧带在股骨或胫骨止点上发生部分撕脱或断裂；如外力较重，可发生完全断裂。由于内侧副韧带的深部纤维与内侧半月板相连，故在深部纤维断裂时有可能伴有内侧半月板撕裂，严重者尚可合并前交叉韧带撕裂。

【临床表现】

患者膝关节不能完全伸直，常用足尖走路。

【砭石治疗】

治则：活血化瘀，消肿止痛。韧带完全断裂者，应尽快手术修补，如手术时发现半月板损伤，应同时切除半月板。砭石治疗应在解除固定后施行。

技法：用提按、揉、推、温、一指禅法。

（1）用砭擀指在"以痛为腧"的痛点，血海、阴陵泉、三阴交等穴施疾按徐提之补法或一指禅法，散结止痛。

（2）在损伤部上下方用圆砭石施轻揉法，随疼痛减轻逐渐加大力度按揉，行气活血。

（3）用砭擀指顺副韧带走行从上向下施反复推法，舒筋消肿。

（4）用砭块加温或电热砭调控 42～44℃，施温法，养筋消肿，促使康复。

（二）髌上滑囊血肿

【概述】

髌上滑囊（又称股四头肌滑囊）位于股四头肌下部后面和股骨前面，与膝关节腔相通。囊壁的滑膜富有血管，滑膜细胞分泌滑液，能润滑关节软骨面，减少其摩擦和增加关节运动范围。在滑膜损伤出血后，如未做有效处理，将影响关节功能，成为慢性滑膜炎。

【病因病机】

髌上滑囊血肿是膝关节常见的损伤，多由膝关节的急性严重外伤，如打击、跌倒、扭伤或过度运动等造成。滑囊撕裂出血而引起的滑囊血肿，吸收非常缓慢，如不及时治疗，日久滑膜将增厚，与关节纤维粘连，影响关节正常活动。

【临床表现】

患者多有严重急性外伤史，损伤后局部常感疼痛，股四头肌紧张与活动受限，伤后 1~2 小时髌骨上方常出现半月形肿胀隆起，浮髌试验阳性。

【砭石治疗】

治则：活血行气，化瘀消肿，解痉强筋。患者如有髌上滑囊血肿，活动可防止关节粘连和肌肉萎缩，但活动过早又可使关节内继续出血；固定可使滑囊早期修复，但固定时间过长又可使关节僵硬和肌肉萎缩。所以在治疗中，应掌握固定与活动的程度。

技法：用揉、按、擦、摩、温、一指禅法。

（1）用圆砭石在局部施轻揉法，逐渐加大力度，行气活血。

（2）用砭擀指施顺擀法，消肿化瘀。

（3）用砭擀指尖部在痛点及伏兔、梁丘、血海等处施一指禅法，散结止痛。

（4）用圆砭石或砭板在患部施摩法，促进消肿散瘀。

（5）用砭块加温或电热砭调控在 41~43℃ 热敷，促进微循环，增加血氧供给，养荣舒筋。

（6）如有索状物，可施弹拨法，以解痉强筋。

（7）胃经于下肢循行部分施推法或划法，通经活络，促进康复。

（三）膝腘窝囊肿

【病因病机】

本病主要是由慢性外伤刺激所引起。囊肿壁的外层由纤维组织所构成，内层为白色光滑的滑膜所覆盖，腔内含有淡黄色澄清的胶冻黏液。部分病例是从关节囊起源的。

【临床表现】

本病常发生于股与胫骨间隙后面的腘窝，如鸡蛋大，呈椭圆形。伸直膝关节时，肿块明显突出增大，屈膝后陷入腘窝，半屈曲位时可上下左右推动，有饱满波动感。虽然囊肿通达关节腔，但因通入的腔口极小且位置较高，加上受到腘肌的压迫，所以液体不能挤压到关节腔内。

【砭石治疗】

治则：活血化瘀，消肿止痛。

技法：采用俯卧位，用按揉法。

（1）用圆砭石在局部按揉，行气活血。

（2）用砭擀指反复挤压囊肿，化瘀消肿。以正负压强促进滑囊液进入关节腔，促进腔口弹性增大，化瘀消肿。

（3）用砭块在囊肿上施按法、摩法，改善微循环，促进滑囊液循环，以消肿化瘀。

（4）用砭块加温或电热砭调控 42～44℃ 热敷，或在膀胱经施熨法，通经活络，促进囊液循环和吸收。

九、踝部及足部伤筋

（一）踝关节扭伤

【病因病机】

踝关节即距骨小腿关节，由距骨与小腿骨（胫骨、腓骨）下端的关节面构成。踝关节内侧有内侧副韧带（亦称胫侧副韧带或三角韧带），外侧有外侧副韧带（亦称腓侧副韧带，分为腓跟、腓距两支）。由于内侧副韧带较坚固而不易断裂，而外侧副韧带较为薄弱，因此，以外侧副韧带损伤最常见，当足骤然内翻或突然跖屈时，均可致外侧副韧带的中段或前段撕裂。

【临床表现】

扭伤后，常见踝关节外侧骤然剧痛，尤以走路或负重时最明显。

【砭石治疗】

治则：轻度损伤型以舒筋活络、滑利关节为原则，瘀血肿胀型以活血化瘀、疏通经脉为原则。

技法：根据伤势情况取健侧卧位、仰卧位或正坐位。急性期以按、揉、擀、屈伸等法进行治疗，临床上用于纤维牵伸或部位纤维断裂。关节稳定性较好者，砭石疗法的疗效较佳。

（1）用砭擀指在足三里、太溪、昆仑、上巨虚、绝骨、解溪等穴施按揉法，以通经活络。

（2）用砭擀指在足阳明经、足少阳经从上到下施按揉法，以行气活血。

（3）急性期用圆砭石在踝关节扭伤周围处开始轻轻按揉，在患者对疼痛能耐受的条件下逐渐加大力度，按揉到肿胀中心部，以砭石特有的极远红外线改善局部微循环，以活血祛瘀，消肿止痛。

（4）在施按揉法的同时，医者可手握患足或在患者自觉疼痛耐受下，主动或被动使患脚作屈伸或摇动踝关节运动，促进踝关节运动功能的恢复。技法操作必须轻柔，否则会引起出血。

（5）踝关节功能受损的患者，如有血肿机化产生粘连，先施砭术技法操作，待活血行气、散瘀消肿后，用砭擀指尖深入粘连处剥离粘连，可配合牵引摇摆患足，或被动摇晃屈伸等手法，兼以被动活动踝关节，以促进踝关节功能的恢复。

（二）跗管综合征

【概述】

因跗管相对狭窄，压迫胫后神经，足跟内侧及足底出现麻木等症状，即称跗管综合征。

【病因病机】

跗管也称踝管，位于踝关节内侧之后下角，是小腿后区和足底深部蜂窝组织间隙的骨纤维形成的一条通道。它的浅面为跨于胫骨内踝和跟骨结节间的分裂韧带，深部为跟骨、距骨和关节囊。跗管内，有肌腱（胫后肌腱、趾长屈肌腱和拇长屈肌腱）、血管（胫后动脉、静脉）和胫后神经通过。如足部活动突然增加或踝关节反复扭伤，可以使跗管内肌腱因摩擦而发生腱鞘肿胀，跗管内容物体积因此增加。由于肠管为骨纤维管，缺乏伸缩性，不能随之膨胀，因而形成跗管相对狭窄，于是管内压力增高，产生胫后神经受压症状。此外，分裂韧带退行性病变、增厚，跗管内跟骨骨刺或骨折等原因，均可导致跗管狭窄，形成对神经血管的压迫，而发生本病。

【临床表现】

早期多在行走、站立过久或劳累后出现内踝后部不适感，休息后改善。如上述症状反复出现，持续时间较长，患者有跟骨内侧及足底麻木感，或如蚂蚁爬行样的特殊感觉，重者可出现足趾皮肤干燥、发亮，汗毛脱落及足部内在肌肉的萎缩。检查时，轻叩内踝后方，足部针刺感可加剧。足部进行极度拉伸时，症状亦可加剧。

【砭石治疗】

砭石治疗本病，目的在于促进炎症的吸收，降低跖管内压力。

治则：通经活络。

技法：患者取仰卧位或正坐位，用按、揉、擀、推、弹、温法。

（1）用砭擀指按揉阴陵泉、三阴交、太溪、照海、金门等穴，以通经活络。

（2）用砭擀指在小腿后侧及三阴交施擀法，以活血化瘀。

（3）用砭擀指循足三阴经从上向下施推揉法，推到踝部。重点在跖管局部，沿跖管纵轴间垂直的方向推揉 5～10 分钟，减轻跖管内压力，以通经、活血、消肿。

（4）用砭擀指尖深入胫后拇长屈肌腱和胫后肌腱，施弹拨技法以舒筋。

（5）最后用砭擀指腹顺肌纤维走向施推揉法，以理肌。也可用电热砭（调控到 42℃）放置在跖管处或在该处加熨法，改善微循环，活血消肿，促进神经肌腱的功能恢复。

（三）足部腱鞘囊肿

【病因病机】

足部腱鞘囊肿常发生于踝关节腱鞘附近，主要是由于慢性外伤刺激、过度行走等原因所引起，囊肿根部可与腱鞘紧密粘连。

【临床表现】

主要表现为局部硬结或硬块，有轻度的酸痛、胀痛和功能障碍。囊肿常发生于足背的跗关节间隙，如豆大，较硬，不能推动，无波动感，有时可误诊为纤维瘤或骨瘤。

【砭石治疗】

如无症状，无需治疗。如囊肿增大并出现症状，可用砭擀指先按揉以行气活血，再用指尖挤破囊肿，迫使囊液完全流出，然后用砭擀指顺足部肌腱走向反复施推法、擦法，时间 20 分钟左右，以行气活血，散瘀强筋。

（四）踝部腱鞘炎

踝部腱鞘炎为踝部常见病之一，常由外伤、劳损或反复感受风寒引起，多见于经常运动或长途行走的人。由于踝部肌肉的运动增加，肿胀的肌腱在狭窄腱鞘内滑动时则发生疼痛。

【病因病机】

由于踝部活动的增加，肌腱在腱鞘内频繁来回滑动，腱鞘因摩擦而水肿、增厚乃至鞘管狭窄，从而形成腱鞘炎。本病常见于踝部活动较多者。

【临床表现】

踝关节乏力，易疲劳，踝部疼痛，局部肿胀，压痛，皮肤上可扪及因炎症引起的摩擦感。

【砭石治疗】

砭石治疗由于能加快局部血液、淋巴液循环，促进炎症及其渗液的吸收，对本病有较好的疗效。

治则：疏经活络，理筋止痛。

技法：

（1）用圆砭石在患部施按揉法，逐渐加大力度按揉，活血化瘀。

（2）用砭擀指腹或尖在压痛点按揉，散结止痛。再用砭擀指循腱鞘走行施推揉法，或用电热砭施熨法，以活血、消炎、消肿，促进吸收。

（五）跟痛症

跟痛症是跟部周围疼痛疾病的总称。足跟部是人体负重的主要部分，跟部的皮肤是人体最厚的皮肤，其皮下脂肪致密而发达，又称脂肪垫。在脂肪与跟骨之间有滑液囊存在。跖筋膜及趾短屈肌附着于跟骨结节前方，而跟腱呈片状附着于跟骨结节的后上方。

【病因病机】

跟痛症多发生于 40 ~ 60 岁的中老年人，女性多于男性。《诸病源候论》说："夫劳伤之人，肾气虚损，而肾主腰脚。"说明劳累过度与肾气不足可引起腰脚痛。但 60 岁以后的老人，患足跟痛者又较少见。《类经》注解《内经·痹论》认为："营卫之行涩，而经络时疏，则血气衰少，血气衰少则滞逆亦少，故为不痛。"说明老人气血衰少，活动减少，可无显著症状。

跖腱膜自跟骨跖面结节起向前伸展，止于五个足趾近侧趾节的骨膜上，如果长期持续牵拉，可在跖腱膜的跟骨结节附着处发生慢性损伤，引起局部疼痛。

【临床表现】

起病缓慢，多为一侧发病，可有数月或几年的病史。早晨起床后站立时疼痛较重，行走片刻后疼痛减轻，但行走过久疼痛又加重。

【砭石治疗】

处方：以足少阴、足太阳经穴为主，取穴太溪、照海、昆仑、交信、阿是穴。

治则：补肾通痹，散结止痛。

技法：推、划、按、揉、提、一指禅法。

（1）用砭擀指选足少阴肾经，施顺经推法或划法。

（2）在太溪、昆仑、照海、交信等处，用砭擀指施重按疾提，舒经活络，特别是交信穴，施以重按疾提，使麻胀感传至足跟最好。

（3）在足跟压痛点处轻度按揉，逐渐加大力度，直至疼痛减轻，并不断检查压痛点。

第五章　砭石疗法与养生保健

砭石疗法与其他外治疗法有所不同，它既可以用于治病，又可以用于保健。砭石疗法可以达到疏通经络、活血化瘀、补益正气、祛除邪毒的功效。扶正不敛邪，祛邪不伤正。因此，砭石疗法是将治病和保健融为一体的中医外治法，其保健作用也是砭石疗法的特性之一。

由于砭石疗法简易、安全，适合个人和家庭自我保健。本章重点介绍人体各部位的砭术养生保健方法。

一、头部保健

1. 刮印堂

【技法】用砭板的外弧形板刃，以印堂为起点交替向左、右两侧刮拭（图 5-1）。

【功效】预防和治疗头晕、头痛、眼病、鼻病、感冒、高血压和小儿惊风等。

2. 理眉

【技法】用复合砭板的外弧形板刃由两眉之间起，分别向左、右两侧梳理眉毛（图 5-2）。

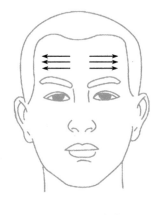
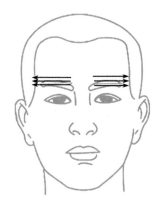

图 5-1　刮印堂　　　　　　　　　　　图 5-2　理眉

【功效】预防和治疗偏头痛、眼病、鼻病、耳病和面神经麻痹等。

3. 拭目

【技法】闭目。用砭板的外弧板刃轻轻地刮拭眼部，刮拭的方向由内向外。

【功效】预防和治疗偏头痛、眼病和面神经麻痹等，延缓眼角皱纹的产生。

4. 刮鼻

【技法】用砭板的外板板刃自上而下刮鼻梁，用砭板的椎状板尾自上而下划鼻的两侧（图 5-3）。

【功效】预防和治疗感冒、鼻病和面神经麻痹等。

5. 点人中

【技法】用砭板的锥状板尾轻轻地点触鼻下口上的人中穴（图 5-4），在用于保健时一般不作强刺激。

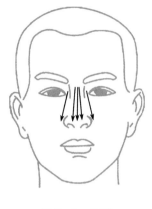

图 5 - 3　刮鼻

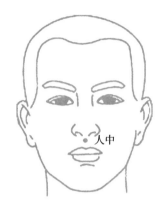

图 5 - 4　点人中

【功效】预防虚脱、中暑、癔症和癫证的复发。

6. 刺迎香

【技法】用砭板的锥状板尾轻刺鼻两侧的迎香穴（图 5 - 5）。

【功效】预防和治疗鼻病、面神经麻痹。

7. 擦面颊

【技法】用砭板的板面擦脸的双颊，由嘴角两侧开始，向上、向外方向擦（图 5 - 6）。

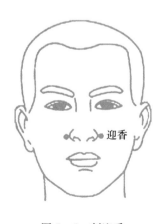

图 5 - 5　刺迎香

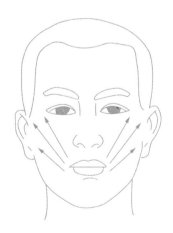

图 5 - 6　擦面颊

【功效】预防和治疗眼病、鼻病、面瘫、口腔疾病等，还有祛斑美容的功效。

8. 梳头

【技法】用砭梳从前发际向颅顶或从颅顶分别向前后发际梳理（图5-7），促使脑血流加速，改善血氧供给。

【功效】促进头部气血流畅。适用于感冒、头晕、偏正头痛、脑缺血性疾病、记忆减退及阿尔茨海默病、高热头痛、高血压等，并能延缓出现白发，改善脱发。

9. 前额感应

【技法】将复合砭板的板面贴在前额上进行砭术感法。在感应过程中还可给砭板一点作用力，使砭板在前额操作砭术压法。

【功效】促进头部气血流畅，适用于头晕、头痛、记忆力减退、阿尔茨海默病、感冒、高血压等，减缓额部皱纹发展。

10. 头顶感应

【技法】将砭石扣缝在帽子的百会、四神聪等穴（图5-8）对应位置上做成砭石帽，或将砭板平放在头顶百会穴上，对百会穴及其四周头顶部位分别施以砭术擦法。

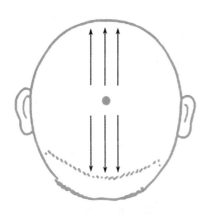

图5-7 梳头

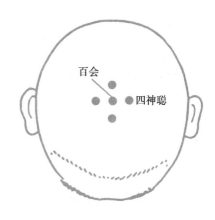

百会
四神聪

图5-8 头顶感应

【功效】促进全身气血通畅，适用于感冒、头晕、头痛、中风、脑血管病、精神病等。

11. 耳道闻法

【技法】用砭板的锥状板尾将外耳道塞住，用手指刮擦复合砭板的外弧形板刃，使复合砭板发出声波和超声波。

【功效】促进耳部和脑部气血流畅，适用于头痛、头晕、高血压、脑血管病和耳病等。

二、肩颈保健

1. 刮颈后

【技法】用复合砭板的外弧形板刃自上而下刮颈项部（图 5 - 9）。

【功效】适用于感冒、发热、支气管炎、哮喘、项强、颈椎病等。

2. 刮颈侧

【技法】用砭板的条形板背自上而下刮颈部两侧（图 5 - 10）。

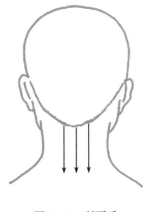

图 5 - 9　刮颈后

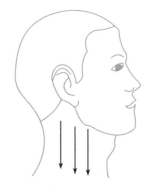

图 5 - 10　刮颈侧

【功效】适用于耳鸣、咽喉肿痛、扁桃体炎、项强等。

3. 擦颈前

【技法】用砭板的板面自上而下轻擦颈部前方（图 5 - 11）。

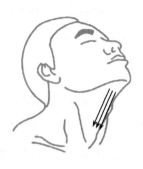

【功效】适用于高血压、咽喉肿痛、哮喘、支气管炎、咽炎、甲状腺肿大等。

4. 拍打肩部

【技法】用砭板的板面自内向外拍打左、右肩膀的上部。

图 5 - 11　擦颈前

【功效】预防和缓解肩胛痛、肩背痛、落枕、手不能举等。

三、背部保健

【技法】

1. 感法　将砭板的板面贴在背部进行感应，睡眠时可将砭板压在背下入睡。

2. 擀法　将砭擀指平放在项、胸、腰、上下肢各部，手按砭擀指作上、下或左、右擀动。

3. 擦法　用砭板的圆弧形板面沿督脉、足太阳经以及华佗夹脊穴的连线摩擦背部，或用砭板的板面在背部做横向摩擦和圆周摩擦。

4. 刮法　用砭板的外弧形板刃自上而下地刮背部。

【功效】促进背部及脏腑气血通畅，消除疲劳及背、腰疼痛，并可预防与治疗脏腑疾病。

四、腰部保健

【技法】用砭石拍击腰部，以有酸胀感为宜。或系砭石腰带，施以擀法。

【功效】健腰益肾，舒筋壮骨，行气活血。使腰部肌肉得到放松，消除腰酸腰痛，又可预防和治疗尿频、性欲减退、阳痿等。

五、胸部保健

【技法】将砭板的板面贴在胸部，向左、右做横向摩擦（图5-12）。

【功效】预防和治疗心、肺疾病，如高血压、胸闷、支气管炎、哮喘、肺气肿、冠心病、心律不齐等，妇女可预防乳腺癌。

六、腹部保健

【技法】用砭板的板面或板背自上而下擦腹部（图5-12）。

【功效】预防和治疗消化系统和泌尿系统疾病，如胃病、消化不良、肠炎、胆囊炎、慢性肝炎、肾炎、便秘、泄泻、前列腺炎、月经不调等。

七、胁下保健

【技法】用砭板的板面沿肋骨方向轻擦左右两胁下（图5-12）。可伴之以轻拍。

【功效】排除消化道积气，预防和治疗胃胀、气喘、胸闷、全身疼痛、四肢无力等。

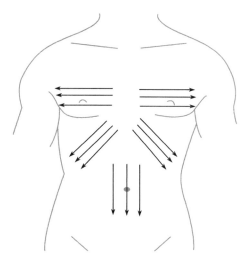

图5-12　胸部、腹部及胁下保健

八、四肢保健

1. 擦上肢内侧

【技法】用砭板的板面自上而下地擦上肢内侧（图5-13）。

【功效】促进手三阴经（手太阴肺经、手厥阴心包经和手少阴心经）的畅通，预防和治疗心、肺疾病，手臂疼痛、麻木。

2. 刮上肢外侧

【技法】用砭板的外弧形板刃自上而下地刮上肢外侧（图 5 – 14）。

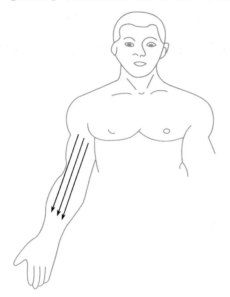 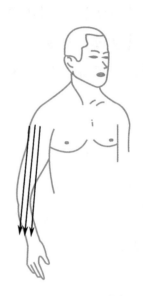

图 5 – 13　擦上肢内侧　　　　　　图 5 – 14　刮上肢外侧

【功效】促进手三阳经（手阳明大肠经、手少阳三焦经和手太阳小肠经）的通畅，预防和治疗便秘、泄泻，以及手臂不能举、疼痛等。

3. 擦下肢内侧

【技法】用砭板的板面自上而下擦下肢内侧。

【功效】促进足三阴经（足太阴脾经、足厥阴肝经和足少阴肾经）、阴跷脉、阴维脉的通畅，预防和治疗肝、肾疾病，腿痛麻木，行走不便。

4. 刮下肢前面、后面、外侧

【技法】用砭板的外弧形板刃自上而下地刮下肢前面、后面、外侧（图5-15）。

【功效】促进足三阳经（足阳明胃经、足少阳胆经、足太阳膀胱经）、阳跷脉、阳维脉的通畅，预防和治疗消化系统和泌尿系统疾病，如腿不能抬、疼痛、行走不便等。

5. 拍打四肢

【技法】四肢放松，用砭板板面拍打四肢肌肉部分。

【功效】消除四肢疲劳。

6. 擦手、足掌

【技法】用砭板的板面摩手掌和足掌。

【功效】消除疲劳，预防和治疗手、足麻木等。

7. 刮手、足背

【技法】用砭板的外弧形板刃刮手背和足背，用内弧形板刃刮手指、足趾。

【功效】消除疲劳，预防和治疗手、足骨节疼痛等。

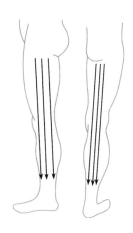

图5-15　下肢保健
（侧面、后面）

九、疲劳综合征

【概述】

疲劳综合征也称慢性疲劳综合征，是亚健康状态的一种特殊表现，是以持续或反复发作的严重疲劳为主要特征的症候群，常见的伴随症状有记忆力减退、头痛、咽喉痛、关节痛、睡眠紊乱、抑郁等多种躯体及精神神经症状，导致无法进入到正常的生活、工作状态。

疲劳综合征分为脑力型疲劳综合征和劳作型疲劳综合征。脑力型疲劳综合征是由于长期用脑过度，导致血氧供应不足，大脑皮层中枢神经系统功能降低而出现的一系列神经精神性症状。劳作型疲劳综合征是由于重体力劳动和运动超过生理功能的极限导致缺氧酸性物质淤积，从而造成肌肉疲劳、肌肉损伤和经筋撕裂，以及劳动力下降、疼痛、运动功能丧失等一系列症状。

1. 脑力型疲劳综合征　长期、紧张性脑力劳动，会使大脑皮层的兴奋和抑制活动规律紊乱，这种情况不断持续就会干扰神经系统的正常活动，造成大脑皮层的兴奋和抑制活动规律紊乱，使脑神经中枢消耗的营养物质增多，以及新陈代谢产生的废物瘀积不能排出。久坐办公室工作的人，胸部不能得到充分扩张和活动，心肺的正常功能得不到很好的发挥。久之，全身的肌肉关节得不到充足的血氧供给，导致四肢乏力，全身疲劳倦懒。脑力劳动者又时常熬夜，加班加点，而人体内生长激素、肾上腺皮质激素仅在夜间睡眠时才分泌，故熬夜会使这两种激素的分泌机制紊乱，导致失眠多梦，精神萎靡，思维能力迟钝等，这表明大脑皮层的抑制过程减弱，而兴奋过程占优势，这种情况如长期得不到改善，达到一定程度后便出现超限抑制，使脑神经进入保护性抑制过程。当大脑皮层中枢神经系统功能失调影响到皮层下部时，则表现为失眠不易入睡，烦躁不安，睡后易醒多梦，清晨头重身乏，睡意难以解除，白昼昏沉，脑胀心烦，头重，健忘，心悸，胸闷，腹胀，消化不良，焦虑，忧郁等。

总之，本病患者大多为脑力劳动者，大脑中枢神经系统过度兴奋，导致大脑中枢神经系统耗氧过多，血氧供给不足，脑的代谢酸性废物瘀积，中枢神经系统活动功能降低，产生了现代医学无法治愈的脑力型疲劳综合征。中国古老的砭石疗法，以泗滨浮石的极远红外线波谱，作用于人体的三阴经和督脉，产生热效应和生化效应，可使头部毛细血管扩张，改善微循环，增加颅脑的血氧供给，促进瘀积在头部的代谢产物排出，改善大脑中枢神经内环境。

2. **劳作型疲劳综合征** 凡是超过人体生理负荷极限，导致肌肉运动生理功能降低，会出现一系列病理反应，这称作运动性或劳作性疲劳综合征。这是因为重体力劳动者和运动员从事剧烈运动时大量耗氧，大量汗液排泄，当血氧供给不足时生成大量酸性物质，其中的负氧自由基导致红细胞破坏，因而产生贫血，加重血氧供给不足。本病可造成运动系统肌肉细胞损伤，钾离子外流，钙离子内流，发生肌肉痉挛、疲软乏力以及劳损。严重时心肌细胞缺氧，钙离子内流，线粒体破坏，因而造成心脏猝死。

至于如何消除疲劳，提高患者身体素质和竞技能力，中西医的处理各有一定效果，但并不理想。

【砭石疗法】

1. 脑力型疲劳综合征

（1）将砭板沿督脉从前额到枕部施刮法。

（2）在颈椎部施刮法或揉旋法，以改善颈椎动脉血氧供给，可改善头部神经功能。

（3）在手厥阴心包经内关（图5-16）和足阳明胃经足三里（图5-17），用砭板尾角疾按徐提，以安神养心。

（4）手少阴心经神门（图5-18）施砭，以疾按徐提为原则，安神镇静；肾经足底施擦法，以补先天之本。

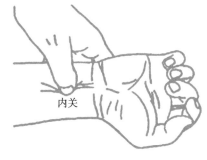

内关

图5-16 内关穴

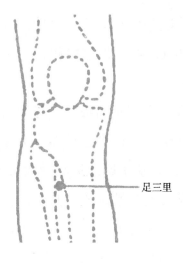

图5－17　足三里穴

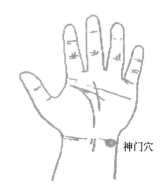

图5－18　神门穴

（5）手少阴心经（图5－19）、手厥阴心包经（图5－20）、足少阴肾经（图5－21）、足厥阴肝经（图5－22）顺经施"随而济之"推法或划法，以达到安神、镇静、补肾、养肝的目的。

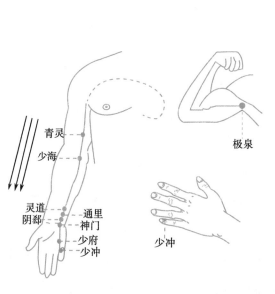

图5－19　手少阴心经循行路线

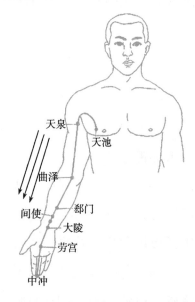

图5－20　手厥阴心包经循行路线

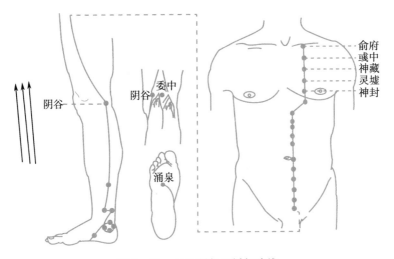

图 5 - 21 足少阴肾经循行路线

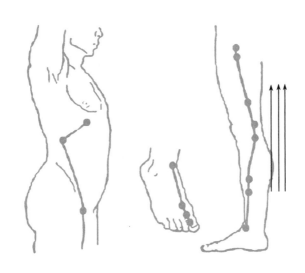

图 5 - 22 足厥阴肝经循行路线

（6）用砭块加温或电热砭调控到 42℃放置项部或枕部，改善枕动脉血流，增加颅脑血氧供给，养脑安神。每日 1 次，每次 30 分钟，10日为 1 个疗程，一般治疗 2 个疗程可取得较好疗效，日常可在帽子的百会处钉一个砭轮，于风池双穴处缝粒扣，以增加头部血流，促进颅脑中枢神经系统功能的康复。

2. 劳作型疲劳综合征

（1）在疲劳部位用圆砭石从上向下有序轻揉，之后逐渐加大力度，以行气活血。

（2）用砭擀指在疲劳部位从上向下有序地轻擀，逐渐加大力度直达深层，增加肌肉、韧带等处血流速度，加快血氧供给，促使代谢产物排出，以养荣散瘀。

（3）如有肌肉或肌束挛缩的条索状物，可用砭板锐缘放置其上。从起点逐渐向肌腹处施以轻弹，随着肌肉紧张度降低，加大弹拨力度，直至肌肉紧张消失，解痉除挛。

（4）行理筋法：用手持圆砭石和砭板，从上至下均匀施搓法或推法。

小腿的腓肠肌和比目鱼肌劳损的操作手法同前，施以疏筋、分筋和理筋法，发挥泗滨浮石的极远红外线辐射作用，使皮肤和肌肉处络脉开放，以改善微循环，增加肌肉的血氧供给，促进酸性物质的排泄，改善运动功能，最终使人体恢复。

急性劳作性疲劳综合征患者一般经过 1～5 次即可好转，慢性患者需经 10～20 次治疗。

【注意事项】

（1）保障足够的睡眠，正常成年人每天睡眠时间应不少于 7 小时。

（2）均衡营养，合理饮食，切勿暴饮暴食，做到定时定量。

（3）戒烟，限酒。

（4）适当锻炼身体，培养兴趣爱好，放松心情。

（5）热爱生活，尊重他人，有问题及时解决，遇到挫折时要正确对待。

（6）保持心态平衡，科学合理地安排工作和生活，从容地面对工作及家务劳动，养成良好的行为习惯。

十、电脑综合征

【概述】

电脑综合征是由于长时间操作电脑，缺少必要的运动和休息，造成以眼球干涩，手指、手臂、肘、肩胛、腰背部酸痛等为主要表现的一类综合征。

【临床表现】

（1）头晕头痛，失眠。

（2）眼睛疲劳，眼球干涩，视力下降。

（3）手指、腕、肘、肩关节酸软，项强腰酸，全身酸软乏力。

【砭石疗法】

1. 眼球干涩

（1）头顶百会、风池（图5－23）放置砭轮或用砭擀指按揉，属肝经上交巅，以平肝养目，清晕祛眩止痛。

（2）以砭板侧缘施分刮法，以砭擀指施分推法；或用砭梳从前额沿太阳经到项部梳理，补壬水，滋润眼球以明目。

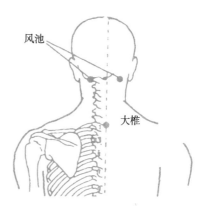

图5－23

（3）以砭板侧缘施刮法，沿阳白穴循经刮到风池穴，并在风池穴用砭板角施疾按徐提，与膀胱经相配，以壬阳水养肝血，使目有所养。

2. 手指、手臂、肘、肩胛酸痛等病证

（1）用圆砭石从肩顺前臂到腕部施揉法，活血行气。

（2）用砭擀指顺手三阳经施推法或划法，通经活络。

（3）用砭擀指由肩顺前臂到腕部施擀法，养荣散瘀。

（4）手阳明经循经施刮法或划法（图5－24），在其合谷、曲池、肩髃，以穴位按压法疾按徐提之补法。

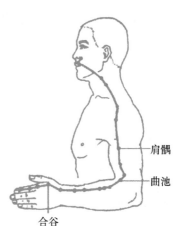

图5－24　手阳明大肠经循行路线

（5）用两块圆砭石或砭板由上到下搓上肢疼痛酸软处，以理肌强筋。

【注意事项】

（1）操作时端正坐姿，尽可能保持自然的端坐位，将后背坐直，并保持颈部挺直。

（2）使用电脑的室内光线要适宜，不可过亮或过暗。

（3）注意劳逸结合，避免长时间连续操作电脑，每次使用电脑的时间建议控制在30分钟左右，其后休息片刻，可到室外散步，或抬头望天，或向远处眺望，或进行10～20次伸颈和扩胸练习。

（4）加强自我保健意识，采取必要的预防措施。如工作前适当准备，工作中适当休息，工作后适当放松，平时加强体育锻炼。

（5）合理的膳食有助于防止电脑操作者患上电脑综合征。应多吃一些新鲜的蔬菜和水果，少食用肥甘厚味及辛辣刺激之品，同时增加维生素A、B_1、C、E的摄入。平时可适量饮茶，茶叶中含有茶多酚等活性物质，有利于增强机体非特异性免疫力，并能抵抗放射性物质。

十一、损伤疼痛

【概述】

损伤疼痛是指由外力伤害的刺激而引起的疼痛证候。《素问·举痛论》曰："经脉流行不止，环周不休。寒气入经而稽迟，泣而不行，客于脉外则血少，客于脉中则气不通，故猝然而痛。"说明邪气入侵，经脉受损，气血凝滞，阻塞经脉，故不通则痛。《素问·阴阳应象大论》又说："气伤痛，形伤肿。"气无形，病故痛；血有形，病故肿。伤气则气滞，伤血则血凝，气滞能使血凝，血凝能阻气行，所以损伤波及气血均可引起疼痛，只是程度不同而已。伤后正气受损，若久居湿地，或受风寒外邪侵袭，则可导致气机不得宣通而反复发作疼痛。开放性损伤或伤后积瘀成痛，气血凝滞，经络阻塞，也可引起疼痛。

损伤疼痛分为气滞痛和瘀血痛。气滞痛常有外伤史，主要表现为胀痛，痛多走窜、弥漫，或痛无定处，甚至不能俯仰转侧，睡卧时翻身困难，处于咳嗽、呼吸、排便等屏气状态时，常可见疼痛加剧。瘀血痛常由跌打、碰撞等损伤引起，主要表现为疼痛固定于患处，刺痛、拒按，局部多有青紫瘀斑或瘀血肿块，舌质紫暗，脉细而涩。

【砭石疗法】

1. 气滞痛

（1）圆砭石用全石、半石或 1/4 部分操作，如疼痛部位很小，则采用砭擽指腹施揉法，开始时轻柔，逐渐力度加重，以行气止痛。

（2）"以痛为腧"。于疼痛部位所在的经脉线上用圆砭石施揉法，在远隔经脉线上的五输穴部用砭擽指施逆经推法或划法，如发现有压痛或敏感点，施疾提徐按法，以通经活络，行气止痛。

2. 瘀血痛

"以痛为腧"。在局部放置大砭石，相通经脉上的穴位处放置小砭石，接通电热砭治疗仪，调控在42℃，每天治疗4小时，可通经活络，行气活血，散瘀止痛，促进瘀血吸收，使致痛物质如组织胺、缓激肽在局部消散，以提高痛阈值。

【注意事项】

（1）避开皮肤破损处操作。

（2）电热仪使用时注意操作规范，避免烫伤。

（3）诊断明确，骨折处慎用。

第六章　砭石疗法与美容

美容，是人们用来美化容颜的方式、方法。狭义的美容仅指颜面五官的美化和修饰，广义的美容则包括对颜面、须发、躯体、四肢等在内的整体美化，包括容颜美、肌肤美、毛发美、形体美、姿态美、风度美等。中医美容强调的是神形俱美的美容观。将砭石疗法应用于美容主要是通过疏通经络、荣养气血、调理脏腑、平衡阴阳来达到美颜及延缓衰老目的的美容方法。

一、风疹

【概述】

风疹，即荨麻疹，是一种常见的皮肤病，其特征为皮肤表面出现鲜红色或苍白色瘙痒风团。急性者短期发作多可痊愈，慢性者常反复发作，可历时数月，甚则经久难愈。

【临床表现】

基本损害为皮肤出现风团。常见表现为皮肤瘙痒，随即出现风团，呈鲜红色或苍白色、皮肤色，少数患者有水肿性红斑。风团的大小和形态不一，常泛发，亦可局部发作。持续数分钟至数小时，少数可延长至数天后消退，不留痕迹。发作时间不定。

【病因病机】

中医学认为，本病多因腠理不固，风邪侵袭肌肤而成；或因体质因素，不耐鱼虾等荤腥食物，或患肠道寄生虫病，导致胃肠积热，郁于肌表而发为风疹。

现代医学认为，本病病因复杂，约3/4的患者找不到病因，特别是慢性荨麻疹。常见原因主要有：食物及食物添加剂，吸入物，感染，药物，物理因素（如机械刺激、冷热、日光等），昆虫叮咬，精神因素和内分泌改变，遗传因素等。

【辨证】

1. 风邪外袭　汗出当风，起病急骤，身热，口渴，或兼咳嗽，肢体酸楚，苔薄白，脉浮数。

2. 胃肠积热　久食肥甘厚味或鱼虾荤腥后发生风疹，伴有脘腹疼痛，神疲纳呆，大便秘结或泄泻，苔黄腻，脉滑数。

【砭石疗法】

1. 风邪外袭

处方：阳溪、大椎、鱼际、风池、三阴交、血海（图6-1）。

技法：在风疹局部施揉法，手太阴肺经、足少阳胆经均用逆经"迎而夺之"推法或划法（图6-2，6-3），穴位用徐按疾提之泻法；足太阴脾经用补法（图6-4）。

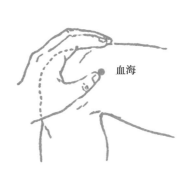

图 6 - 1　血海穴

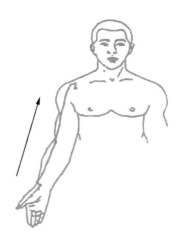

图 6 - 2　手太阴肺经逆经行

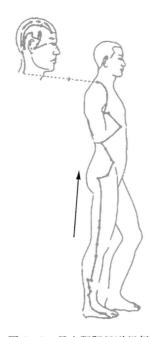

图 6 - 3　足少阳胆经逆经行

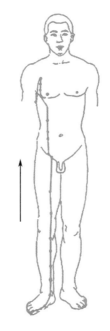

图 6 - 4　足太阴脾经顺经行

2. 胃肠积热

处方：曲池、足三里、大肠俞、天枢、列缺、血海（图 6 - 5，6 - 6，6 - 7，6 - 8，6 - 9，6 - 10）。

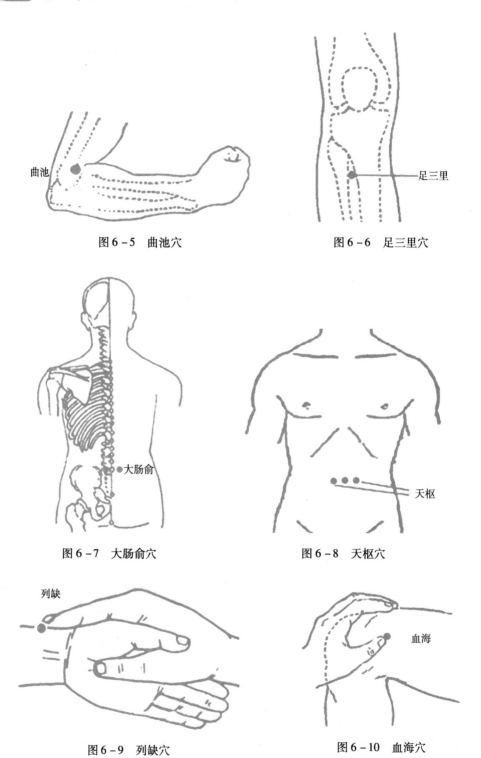

图 6-5　曲池穴

图 6-6　足三里穴

图 6-7　大肠俞穴

图 6-8　天枢穴

图 6-9　列缺穴

图 6-10　血海穴

技法：手足阳明经均用砭擀指逆经"迎而夺之"推法或划法（图6-11，6-12），穴位用徐按疾提之泻法，或施按揉法。

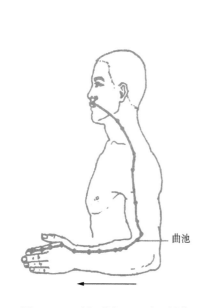

图6-11　手阳明大肠经逆经操作

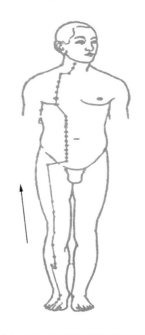

图6-12　足阳明胃经逆经操作

【注意事项】

（1）找出发病诱因，尽量避免接触。禁用或禁食某些引起机体过敏的药物或食物，忌食鱼虾海味、羊肉等腥发之品及辛辣炙煿之品。

（2）调摄寒温，随气温变化增减衣着，加强锻炼，减少发作。

二、湿疹

【概述】

湿疹，中医又叫浸淫疮，是一种常见的皮肤炎症病变。急性湿疹属变态反应性皮肤病，多发于头面、耳部、阴部及四肢关节屈侧皮肤褶皱处。临床以皮肤出现红斑、丘疹、水疱及渗出、瘙痒、糜烂、结痂、落屑等为特征。有时皮疹可自行消失，不久又可复发。若迁延不愈可转变为亚急性和慢性湿疹。此时，湿疹渗出液减少，出现浸润性肥厚、苔藓样变、痒感明显、色素沉着、经久不愈等。

【临床表现】

(1) 临床表现具有对称性、渗出性、瘙痒、多形性等特点。

(2) 多发于头面、耳部、阴部及四肢关节屈侧皮肤褶皱处。

(3) 可发生于任何年龄、任何部位、任何季节，但常在冬季以后复发或加剧。

(4) 易反复发作，演变为慢性。

【病因病机】

中医学认为，本病是由于禀性不耐，风、湿、热之邪客于肌肤而成。风、湿、热有内外之分。外风、湿、热属于六淫邪气，例如气候变化等季节因素，与日光、风沙、水土都有关系，但其中以外湿为主，如坐卧湿地、雨淋水浸等。内风、湿、热系脏腑功能失调所生。以脾、心、肝等脏腑功能失调产生内湿、内热、内风为主。

现代医学认为，湿疹是由多种内、外因素引起的浅层真皮及表皮炎症，病因复杂，一般认为与变态反应有一定关系。

【辨证】

1. 湿热浸淫　发病急，皮损潮红灼热，瘙痒无休，渗液流汁，伴身热，心烦口渴，大便干燥，尿短赤，舌质红，苔薄白或黄。

2. 脾虚湿蕴　发病较缓，皮损潮红，瘙痒，抓后糜烂渗出，可见鳞屑，伴有纳少，神疲，腹胀便溏，舌质淡胖，苔白或腻。

3. 血虚风燥　病久，皮损色暗或有色素沉着，剧痒，或皮损粗糙肥厚，伴口干不欲饮，纳差腹胀，舌淡苔白。

【砭石疗法】

处方：曲池、足三里、三阴交、阴陵泉及皮损局部（图6－13）。

随证加减：湿热浸淫加脾俞、水道、肺，以清热利湿；脾虚湿蕴加太白、脾俞、胃俞，以健脾利湿；血虚风燥加膈俞、肝俞、血海，以养血润燥（图6－14）；痒甚而失眠者，加风池、安眠、百会、四神聪等（图6－15，6－16，6－17）。

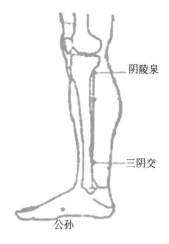

图6－13 穴位图

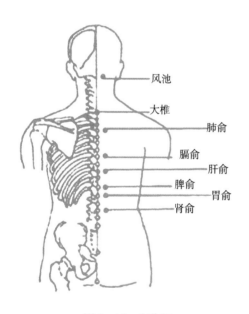

图6－14 穴位图

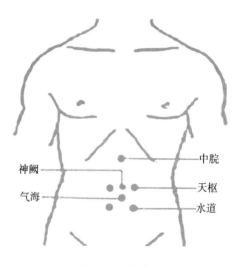

图6－15 穴位图

技法：以砭砧或砭板，循手阳明大肠经逆经施推法或划法（图6－18），在肩部肩髃，背部肝俞至肾俞，腹部中脘、天枢一带，于诸穴施以点、擦、刮法（图6－14，6－15）。

砭石温灸器灸治神阙、大椎、气海、血海、足三里，或置凉砭于皮损局部，有较好的疗效。

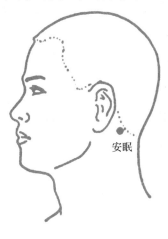

图6-16 穴位图

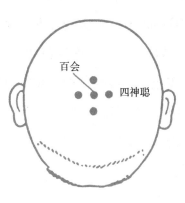

图6-17 穴位图

【注意事项】

（1）祛除病因及促发因素是预防本病的关键。

（2）系统检查，清楚病灶，治疗全身性疾病。

（3）合理饮食，避免吃易致敏及刺激性食物，如海鲜和辛辣食物等。

（4）避免外界不良刺激，如热水、肥皂烫洗、搔抓，避免穿化纤、毛皮制品的内衣等。

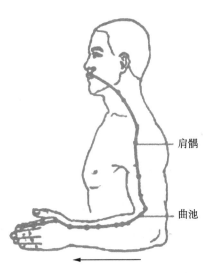

图6-18 手阳明大肠经逆经操作

（5）勤换衣服，床单、凉席、被褥等贴身物品要经常清洗曝晒。

（6）居室内要保持空气流通、环境整洁，避免潮湿。

（7）保证充足的睡眠，适当运动，增强体质，外出旅游最好穿上长裤，以防下肢被蚊虫咬伤。

三、痤疮

【概述】

痤疮，又称粉刺，俗称"青春痘""酒刺"，中医又称"肺风"，是一种由皮脂腺增生肥大、毛囊微生物入侵、机体反应等引起的以颜面部及胸背部见黑头或白头粉刺、丘疹、脓疱、结节、囊肿及瘢痕为主要表现的常见皮肤病。

【临床表现】

（1）基本损害为毛囊性丘疹，用手挤压后会有小米粒样白色脂栓排出，有的形成结节、脓肿、囊肿、瘢痕等。

（2）好发于面部、上胸部、背部，常呈对称性分布。

（3）多见于青年男女，常于青春期开始发病，病呈慢性，在青春期后症状可缓解或痊愈。

【病因病机】

中医学认为：人在青春期生机旺盛，易使肺经血热郁于肌肤，熏蒸面部而发为疮疹；或冲任不调，肌肤疏泄失畅而致；或恣食膏粱厚味、辛辣之物，使脾胃运化失常，湿热内生，蕴于肠胃，不能下达，上蒸头面、胸背而成。

现代医学认为：痤疮是毛囊皮脂腺的慢性炎症，是一种多因素疾病。至今其发病机理尚不十分清楚。

【辨证】

1. 肺经风热　颜面肤色潮红，丘疹色红，或有痒痛，舌质红，苔黄或黄微干。

2. 湿热蕴蒸　颜面皮损红肿疼痛，或有脓疱，或见口臭、便秘，尿黄，舌质红，苔黄腻。

3. **血瘀痰凝** 皮损以丘疹、结节、囊肿为主，反复发作，经久不愈，或伴有瘢痕，舌暗，苔黄。

总之，素体血热偏盛，是粉刺发病的根本原因。饮食不节、外邪侵袭是致病的条件。血瘀痰结使病情复杂深重。

【砭石疗法】

处方：阳白、大椎、合谷、内庭（图6-19，6-20，6-21，6-22）。

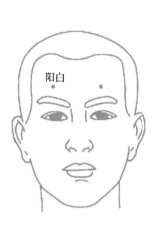

图6-19 阳白穴

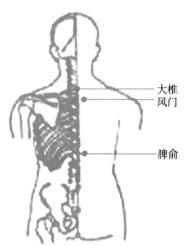

图6-20 穴位图

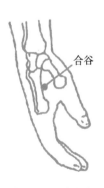

图6-21 合谷穴

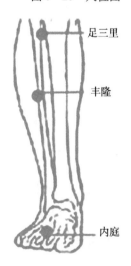

图6-22 穴位图

随证加减：肺经风热者，加少商、尺泽、风门，以清热宣肺（图6-23）；湿热蕴蒸者，加足三里、三阴交，以清热化湿；血瘀痰凝者，加脾俞、丰隆、三阴交，以祛痰化瘀散结。

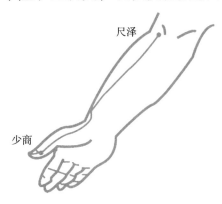

图6-23 穴位图

技法：手太阴经用砭板施逆经"迎而夺之"擦法、刮法。以砭锥点刺诸穴，面部注意避开皮损处。佩戴泗滨砭石手串行擀法，效佳。

【注意事项】

（1）不可挤压痤疮，防止感染。

（2）如痤疮已化脓，应避免在痤疮上直接进行砭石手法；如痤疮已愈合并形成瘢痕组织，按摩瘢痕组织，可使其软化。

（3）保持皮肤清洁，用温水洗脸，每日3次，夏天可增加次数。在洗脸过程中用热毛巾敷脸，使毛细血管扩张，有利于皮脂腺分泌。

（4）洗脸选用脱脂药皂，洗毕可在患处涂些消炎药膏。

（5）改变不良的生活习惯，少食或忌食肥腻、甘甜、油炸食品，对动物类脂肪更应该节制。

（6）保持情绪稳定，避免过激心理。

（7）尽量少用化妆品，尤其是油脂类化妆品。

（8）根据辨证，可内服清热、利湿、解毒的中药或中成药。

四、雀斑

【概述】

雀斑，又叫"夏日斑""雀子""雀子斑"，是一种面部有状若芝麻的散在褐色斑点，如雀卵之色，常于日晒部位出现的皮肤病。本病始发于学龄前儿童，少数至青春期发病，女多于男。多半有家族病史。

【临床表现】

（1）皮损为浅褐色或深褐色、针尖大小至米粒大小的圆形或椭圆形斑点，数目多少不定，散在或密集，对称分布，表面光滑，互不融合，无自觉症状。

（2）皮损最常见于面部，因其为日晒部位，特别是鼻部和两颊，偶见于肩背上方、颈、手背。

（3）雀斑多在5岁左右出现，女性居多，随年龄增加而逐渐增多，青春期时到达高峰。

（4）夏季日晒后加重，冬季色淡，数目减少。

【病因病机】

中医学认为雀斑多由于先天禀赋不足，肾阴亏虚而发病。

现代医学认为，本病与常染色体显性遗传有关，发生数目和颜色受日晒的影响，有家族病史。一家数代中，往往在相同部位出现同一样式的雀斑。

【辨证】

1. 肾水亏虚　年龄偏大，色泽较深，枯暗不华。

2. 风热阻络　局部出现淡褐色斑点，多为青年妇女，春夏明显，微有瘙痒，舌淡红，苔薄。

【砭石疗法】

处方：取足太阳、足太阴、督脉、足阳明诸经穴。肾水亏虚取肾俞、脾俞、血海、三阴交、足三里。风热阻络取大椎、风池、曲池、三阴交（图6－24）。

技法：诸穴以砭板行点法、摩法、擦法、刮法；用砭板循经行摩法、擦法于雀斑患处，通络祛斑；戴泗滨砭石佩于膻中行感法，效佳。

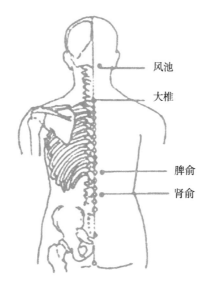

风池

大椎

脾俞

肾俞

图6－24　穴位图

【注意事项】

（1）避免日晒。

（2）若进行日光浴或游泳时，事先应在患处皮肤涂上一些含氧化锌之类的反光物质。如防晒霜、硅酮霜等化妆品，以抵抗紫外线对皮肤的辐射。

（3）多食含维生素 C 和维生素 E 的食物，如西红柿、黄瓜、冬瓜、白菜、萝卜、橘子、柠檬、西瓜、梨、香蕉、卷心菜、胡萝卜、茄子等。

（4）保持精神乐观，情绪稳定。

五、黄褐斑

【概述】

黄褐斑，又称"黧黑斑""妊娠斑""蝴蝶斑"，是指颜面出现黄褐或淡黑色斑片，平摊于皮肤之上，抚之不碍手的一种影响美容的皮肤病。斑的表面光滑无皮屑，既不痒也不疼痛。

【临床表现】

（1）黄褐斑为淡褐色或深褐色斑片，形状不甚规则，表面无鳞屑，边缘较清楚。

（2）好发于颜面部，以颧颞部、前额部、两颊上唇部明显，亦可累及眼周，但不累及眼睑，常对称分布。

（3）男女均可患病，以中青年女性多见，孕妇最常见。夏季日晒后加深，冬季减轻。

（4）无自觉症状，病程较久，进展缓慢。

【病因病机】

中医学认为，本病由于肾阴不足，肾水不能上承，或肝气郁结，肝失条达，郁久化热，灼伤阴血，致使颜面气血失和而发病。

现代医学认为，本病发病原因和机理复杂，目前尚未完全明了。一般认为内分泌变化和遗传因素是导致本病的主要原因。此外，日光照射、妊娠、长期口服避孕药的妇女、部分慢性疾病、劣质化妆品、皮肤的微生态失衡、饮食因素及精神因素等可加重皮肤色素沉着或可诱发黄褐斑。

【辨证】

1. 肝郁气滞　颜面出现黄褐色斑片，急躁易怒，胸胁胀痛，舌质暗，苔薄白。

2. 肾亏阴虚　斑色黧黑，腰膝酸软，倦怠无力，身体羸弱，舌红，苔少。

【砭石疗法】

处方：肝郁气滞取行间、太冲、气海、三阴交及皮损部位。肾亏阴虚取肝俞、肾俞、足三里、关元、命门（图 6 - 25，6 - 26，6 - 27）。

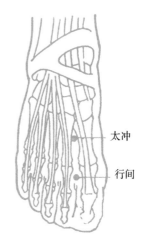

图 6 - 25　穴位图

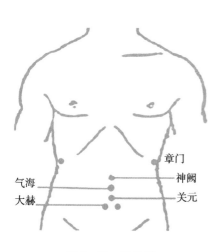

图 6 - 26　穴位图

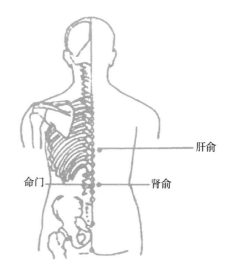

图 6 - 27　穴位图

随证加减：胸胁胀痛加章门，腰膝酸软加肾俞，头晕、耳鸣加悬钟、太溪，腹痛加大赫（图6-28，6-29）。

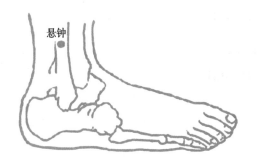
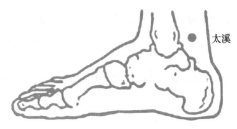

图6-28　穴位图　　　　　　　　　　图6-29　穴位图

技法：诸穴以砭锥、砭板行刺法、摩法、擦法、刮法。用砭砧循经或摩、擦、刮斑患处，通络祛斑。佩戴砭石腰带及泗滨砭石胸佩，对膻中及腰部诸穴施感法，效佳。

【注意事项】

（1）调节情绪，劳逸结合，心情舒畅。避免不良情绪，改善环境和精神状态。

（2）避免日晒，多食富含维生素 C、A、E 和微量元素锌的食物。

（3）避免滥用外涂药物和劣质化妆品。

（4）积极预防和治疗妇科疾病和其他慢性病。

（5）对患者进行心理辅导，树立信心，系统治疗。

六、老年斑

【概述】

老年斑，又叫"老年性色素斑""寿斑"，老年斑不仅存在于皮肤，而且可出现于心脏、血管、肝脏和内分泌腺等处，影响着各脏器正常功能。

【临床表现】

（1）斑呈褐黑色，直径大多在 1~10mm 之间，大小不等，大的斑点直径可达 2~3cm，多数不高出皮肤，有的大斑（痣）也可高出皮肤，呈扁平状。

（2）好发于老年人的面部、手背、小腿、足背、躯干等平常裸露的皮肤上。

【病因病机】

中医学认为，心情不畅、肝气郁滞、痰湿阻络、气血失调是致斑的主要内在因素，斑的形成和五脏六腑有着千丝万缕的联系。"斑"实质上是五脏六腑不健，气血津液失调在面部的反映。

现代医学认为，老年斑的产生与人体新陈代谢和细胞功能的下降有关。

【砭石疗法】

处方：足三里、关元、百会、三阴交及皮损部位（图 6-30）。

随证加减：肾虚配肾俞，脾虚配脾俞，心肺气虚配心俞、肺俞。

技法：诸穴以砭锥或砭板行刺、摩、擦、刮等方法。任脉、督脉、脾经、胃经"随而济之"施顺经划法、推法（图 6-32，6-33，6-34，6-35），或用砭块加温或电热砭调控到 42~45℃施温补法，或于斑患处行摩法、擦法、刮法，通络祛斑。佩戴砭石腰带及泗滨砭石胸佩，对膻中及腰部诸穴施擀法，疗效较好。

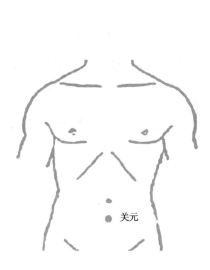

图 6-30 穴位图

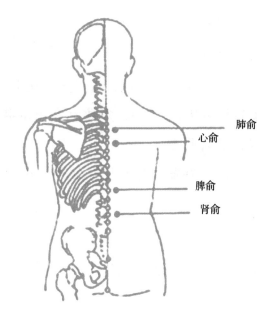

图 6-31 穴位图

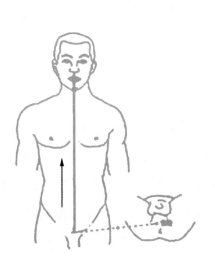

图 6-32 任脉

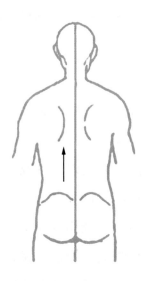

图 6-33 督脉

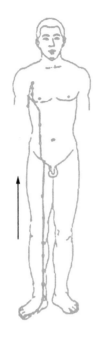

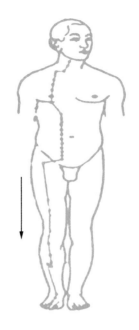

图 6 - 34　足太阴脾经　　　　　　　图 6 - 35　足阳明胃经

【注意事项】

（1）日常饮食中，要多选用新鲜蔬菜、水果等食品，这类食物富含维生素 C、E 及多种矿物质，可增强细胞的抗氧化能力，如辣椒、番茄、菜花、酸枣、山楂、红薯、芋头等。

（2）身体裸露处要避免紫外线长时间照射。

（3）不要用手搔抓老年斑，也不要滥用刺激性外用药。必要时，可在医生指导下选用5%氟尿嘧啶软膏、液氮冷冻或激光治疗来消除老年斑。

（4）保持心情舒畅。

七、白癜风

【概述】

白癜风，中医又称为"白驳风"，是一种主要发生于面、颈、手、背以皮肤出现边界清楚、大小形状各异、数目不定的白色斑点或斑块为主要表现的色素脱失性皮肤病，严重损害人体美观。

【临床表现】

（1）皮肤呈白色或乳白色斑点，大小不等，形态各异，可呈圆形、椭圆形及各种不规则形，界限清楚，周围可有色素沉着，皮损可逐渐向四周扩大，互相融合呈不规则形。患处毛发也可变白。严重病例全身皮肤均可变白。表面光滑，无鳞屑。

（2）皮疹发展不一，有时进行很快，有时静止不变，病程较长，不易消退，少数病轻者可自行消失。

（3）常发生于暴露及易摩擦损伤部位，以四肢、头面部多见。

（4）一般无自觉症状。日晒后皮肤发红，可有烧灼感和疼痛感。

（5）本病多见于情志内伤的青年。

【病因病机】

中医学认为，此病多为七情内伤，肝肾不调，复受风邪，夹湿相搏，以致气血失和，气滞血瘀，血不滋养，色素脱失，湿热风邪相搏，毛窍闭塞而形成白斑。

现代医学认为，白癜风与自身免疫系统有十分密切的关系，表皮内黑色素细胞不能产生黑色素。有明显的遗传倾向。

【辨证】

1. 肌肤瘀滞　皮肤白斑，或有胸闷不舒及心烦不安，舌质淡或有瘀斑，苔薄白。

2. 肝肾阴虚　皮肤白斑，伴倦怠乏力，腰膝酸软，或五心烦热，舌质红，苔少。

【砭石疗法】

处方：以足太阴、足阳明经穴及背俞穴为主，取穴肌肤瘀滞取血海、行间、风市、膈俞。肝肾阴虚取肝俞、肾俞、志室、三阴交（图6-36，6-37）。

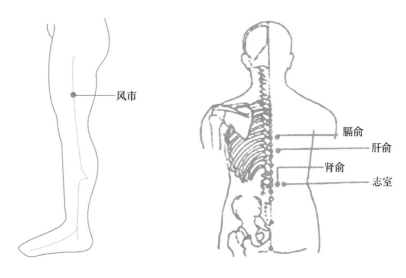

图6-36 穴位图   图6-37 穴位图

随证加减：气郁不舒加太冲，心烦不安加内关（图6-38），倦怠乏力加足三里，五心烦热加太溪。

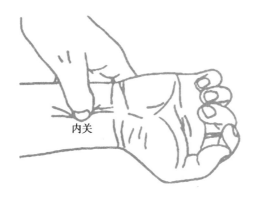

图6-38 穴位图

技法：诸穴以砭锥或砭砧行点、刺、擦、刮等方法。佩戴泗滨砭石腰带行感法，效佳。

【注意事项】

（1）调理饮食，少食或不食酸性及辛辣刺激食物，多食豆制品、黑色食物及富含酪氨酸及矿物质的食物，如黑豆、花生、黑芝麻、无花果、葡萄干、胡萝卜、海带等食品。

（2）保持心情舒畅，大便通畅。

（3）在医生指导下适当进行日光浴。

（4）避免滥用外涂药物。

八、日光性皮炎

【概述】

日光性皮炎，中医又叫"日晒疮"，是正常皮肤经暴晒后产生的一种急性炎症反应，表现为红斑、丘疹、水肿、水疱、脱皮、灼痛、瘙痒和色素沉着、脱屑等。本病春末夏初多见，好发于儿童、妇女、滑雪者及水面工作者，其反应的强度与光线强弱、照射时间、个体肤色、体质、种族等有关。

【临床表现】

（1）主要分布在颜面、颈部和手背等暴露部位，尤以额部、面颊为多。

（2）暴露部潮红、灼痛，甚至发生水疱，少数患者表现为红斑水肿或斑块，有类似于烫伤的感觉，日晒后症状明显加重，痛痒难忍，适当避光后会有好转。

（3）患处留下褐色色素沉积。

【病因病机】

中医学认为，本病是在日光曝晒之下，阳热毒邪侵入体表，蕴郁肌肤，灼皮伤肌；或有毒热夹暑湿或与内湿搏结，浸淫肌肤所致。

现代医学认为，本病是由于日光中的中波紫外线过度照射后，引起皮肤被照射部位出现急性炎症反应。

【辨证】

1. 急性日晒伤　日光暴晒后的一过性皮损，称作"日晒伤"。

2. 慢性日晒疮　日晒加重，避光则减轻，称为"日晒疮"。

【砭石疗法】

处方：

（1）急性日晒伤：砭砧或放置冰箱或用凉水浸泡等物理方式降温后，置于皮损部位，用凉法，经常更换，以减轻疼痛与充血，以利皮肤的修复。

（2）慢性日晒疮：孔最、合谷、上巨虚、支沟（图6-39，6-40，6-41）。

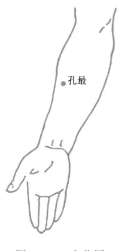
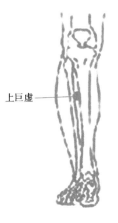
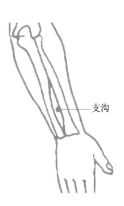

图6-39　穴位图　　　图6-40　穴位图　　　图6-41　穴位图

随证加减：热重加大椎，湿重加阴陵泉，血热加曲池。

技法：急性日晒伤如前述，注意不要加重患部皮损。慢性日晒疮，诸穴以刺法、叩法、擦法及凉法为宜。

【注意事项】

（1）避免在烈日下工作劳动。或者加强日晒防护，譬如外搽防晒护肤品，戴宽边遮阳帽，穿长衣、长裤。

（2）日晒是引起皮肤变黑和老化最主要的外因，应养成使用防晒护肤品的习惯，即使在一般强度的阳光下也是如此。

（3）晒伤期间，可适当进食清热祛暑利湿的食物，如绿豆、西瓜、薏苡仁、海带等。

九、化妆品皮炎

【概述】

化妆品皮炎，又叫"粉花疮"，是指由于接触油彩或化妆品所引起的一种以初起皮肤瘙痒，继而出现密集性大小不等的红色丘疹，并且融合成片，反复发作，日久留下色素沉着斑为特征的炎症性皮肤病。多见于使用油彩化妆品的文艺工作者，以女性居多。

【临床表现】

多见于经常用化妆品的女性。好发于面部，尤以眼周、额颊、下颌部常见。根据表现分为四型：

1. 皮炎型　以水肿性红斑、丘疹为主，边界欠清，以眼周、前额及两颧颊部为突出。

2. 痤疮型　与寻常痤疮相似，以毛囊性丘疹为主，主要见于前额、两颊及下颌部。原有痤疮者，化妆后往往使病情加重。

3. 色素沉着性型　大多于皮炎反复发作后出现，为大小不等的黑褐色或灰褐色色素斑，位于眼周、颞、颊及耳前，多对称分布。

4. 瘙痒型　多于上妆后不久发生，卸妆后几小时内自行消失，无明显皮损。

【病因病机】

本病多因禀赋不耐，血热内蕴或饮食辛热，湿热上蒸，肌肤不密，复因外涂胭脂油彩或其他化妆品，以致染毒化热，侵袭体肤，邪塞肌肤，而发本病。

现代医学认为，本病是由于外涂化妆品、油彩等产生化学或物理刺激，导致皮肤产生变态反应而致病。

【辨证】

1. 热毒证　发病皮肤红肿，表面光亮，或有红色丘疹簇集，局部灼热、刺痛或瘙痒，身热，头痛，口渴，小便短赤，舌红，苔黄。

2. 湿毒证　发病皮肤出现弥漫性红斑，肿胀明显，见有水疱簇集，疱壁紧张，破后淡黄色脂水流溢，糜烂结痂，局部瘙痒、灼热，身热，口不渴或渴不多饮，目赤眵多，舌红，苔薄黄或腻。

【砭石疗法】

处方：热毒证选取尺泽、鱼际、曲池、内庭。湿毒证选取孔最、合谷、中脘、足三里、支沟。

随证加减：瘙痒甚者加风池，灼热感明显者加少商，热重加大椎，湿

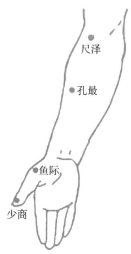

图 6-43　穴位图

重加阴陵泉，腹胀便溏加天枢。

技法：诸穴以刺法、点法及凉法为宜，循胃经、肺经施"迎而夺之"逆经行划法、刮法、凉法，泻肺胃之热。避开面部皮损处。可戴砭佩置于膻中，行感法，效佳。

【注意事项】

（1）应尽量减少或避免使用化妆品，如职业需要，用后应及时清洗，或选择对自己较适合的、刺激性较小的化妆品，以防止本病发生。

（2）发病期间忌食油腻荤腥、辛辣刺激之物，饮食宜清淡。

（3）发生化妆品皮炎时应忌用热水、肥皂水。

（4）不宜同时使用多种化妆品，一般来讲，除臭增香、增白、滋润油腻、防晒祛斑等化妆品较易引起皮炎，故应少用。如一直使用某种化妆品，感觉良好，则不必随意更换品种。

（5）不可使用劣质、过期、假冒或感官性状不良（气泡、异味、颜色不匀、粗劣）的化妆品。

十、面部皱纹

【概述】

皮肤皱纹是由于维持皮肤正常张力的弹性纤维减少，皮脂腺分泌减弱，皮下脂肪减少，使皮肤与其深部组织之间过于松弛，发生折叠而形成。面部皱纹尤为常见。25岁以后，皮肤的老化过程即开始，一般额部最早出现，接着是眼部的鱼尾纹和颊部的笑纹。另外，由于肌肉经常作同一种往复运动，皮肤皱褶之间的凹陷部分会留下痕迹，久之则可形成挤压性皱纹。皱纹是皮肤老化最初的征兆。皱纹进一步发展，则会形成皱襞，即皮肤上较深的褶子。

【临床表现】

（1）面部皮肤皱褶形成可见纹路。

（2）25 岁以后开始出现细纹，较深的纹路多见于中老年人。

【病因病机】

中医学认为，皮肤衰老，面部出现皱纹，除属于机体衰退的自然老化外，还有以下原因：如脾胃虚弱，或劳神、思虑太过，水谷精微不能化生气血，则面部肌肤失却濡养而早衰；过饥或五味偏嗜等饮食失调，造成营养摄入不足，或营养摄入不平衡；或情志不舒、气机郁滞、血行不畅等，均可导致面部肌肤失养而诱发皱纹。

现代医学则认为，随着年龄的增长，皮肤的代谢功能减弱，对细胞有滋养作用的脂肪和水分减少，真皮纤维老化，表皮下陷形成皱纹。此外，皱纹的产生尚与过分的表情、慢性疾病、营养不良、长期紫外线辐射、精神因素等有关。

【砭石疗法】

处方：印堂、阳白、太阳、丝竹空、迎香、四白、下关、足三里、曲池、血海、三阴交（图6－43，6－44）。

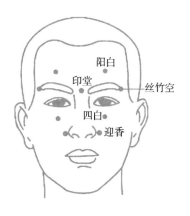

图6－43 穴位图

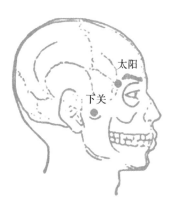

图6－44 穴位图

技法：面部诸穴用砭锥行点、刺法，用砭板顺皱纹方向行刮、擦法。戴泗滨砭石胸佩于膻中处，同时佩戴泗滨砭石手串和泗滨砭石腰带，行感法，效佳。

【注意事项】

（1）加强体育锻炼，多呼吸新鲜空气，以利于皮肤代谢废物，吸取营养。

（2）保证充足的睡眠，仰卧位、低枕头有利于面部肌肤充分放松。

（3）保持精神愉快，思想开朗。

（4）合理饮食，每天喝4~6杯水，保持皮肤水分。

（5）注意防晒。

（6）科学洗脸，宜用矿物质较少的水，干性皮肤及老年人不宜用含碱量大的肥皂。

十一、酒皶鼻

【概述】

酒皶鼻，又作"酒渣鼻""酒糟鼻""鼻赤""赤鼻""鼻准红""红鼻子"。本病以红斑和毛细血管扩张，并有丘疹、脓疱，甚至后期鼻头增大变厚为主要表现。本病多见于中年以后的男女，或嗜酒之人。

【临床表现】

（1）轻度者只有毛细血管扩张；中度者皮肤潮红，并出现红色小丘疹、脓疱或小结节；严重者可出现鼻尖肥大，颜色紫红发亮，有坚实结节，皮肤肥厚，表面凹凸不平，形成鼻赘。

（2）好发于面部中央，特别是鼻头及两侧、两颊、两眉间及额部，常呈五点分布，即鼻尖、两眉间、两颊部、下颌部、鼻唇沟。

（3）皮损可在春季及情绪紧张和疲劳时加重。

（4）多发于中年男女，常见于面部油脂分泌较多的人，或嗜酒之人。常有习惯性便秘。

（5）一般无自觉症状。

【病因病机】

中医学认为，本病多由血热内蒸肺经，风邪外束；或因嗜酒、喜食肥甘厚味，助升胃火；或由肝气抑郁，气滞血瘀阻滞经络而致。内热熏蒸，瘀血阻滞，热瘀化毒，上熏于肺胃之孔窍，于是病发于鼻。

现代医学认为，本病是一种多因素疾病，多在皮肤分泌旺盛溢出的基础上，由多种因素导致鼻部血管舒缩功能失调，毛细血管长期扩张所致。多与胃肠功能障碍、内分泌失调、精神情绪紧张、嗜酒、喜辛辣刺激性食物、高温环境及蠕形螨感染有关。本病具有一定的家族遗传倾向。

【辨证】

1. 肺胃血热　鼻部、两颊、前额广泛红斑，压之不退色，或在红斑的基础上出现丘疹、脓疱，舌红苔黄。多见于初、中期。

2. 气滞血瘀　病程较长，鼻尖部有固定的紫红色斑片，毛囊口扩大，或有囊肿、丘疹、脓疱，或皮损处肥厚、隆起硬结、攒集成块、凹凸不平，或伴有口苦咽干、胁痛、舌暗红或有瘀点瘀斑。

【砭石疗法】

处方：肺胃血热取大椎、迎香、素髎、印堂、地仓、太渊（图6-45，6-46）。气滞血瘀取素髎、印堂、合谷、三阴交、丰隆。

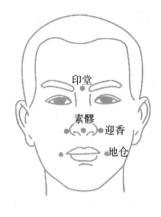

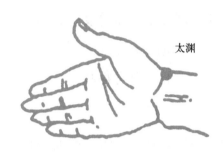

图 6 –45　穴位图　　　　　　　图 6 –46　穴位图

随证加减：脾胃湿热加阴陵泉，肝郁加太冲，血虚加血海。

技法：以砭砧循肺经、胃经"迎而夺之"逆经行擦法、凉法，以泻肺胃之热，并以砭锥或砭板点摩诸穴，注意避开面部皮损处。戴泗滨砭石佩于大椎穴上行感法，效佳。

【注意事项】

（1）本病在红斑、丘疹期注意忌辛辣、酒类等刺激性食物，少饮浓茶，多食清淡食物及蔬菜、水果。

（2）保持大便通畅，并积极配合治疗。

（3）避免精神压力，情绪紧张。

（4）保持面部清洁，用温水洗脸。避免过冷、过热刺激。

（5）忌用油脂类化妆品。面鼻多油者，经常用硫磺肥皂清洗。

十二、黑眼圈

【概述】

眼无他病，仅胞睑周围皮肤呈暗黑色的眼症，称为黑眼圈，中医称为"睑魇（yǎn）"或"目胞黑"。本病类似于现代医学的眶周着色过度或眼睑被动性（静脉性）充血。多见于成年男女，常有家族史。

【临床表现】

眼睑局部血管收缩功能下降，致使眼睑处水肿、瘀血，使整个眼睑出现暗黑阴影。

【病因病机】

中医学认为，黑眼圈的出现是由于肝肾两亏，目失濡养，气滞血瘀，肝肾之瘀浮于面上。

现代医学认为，暂时性黑眼圈主要与长期熬夜、过度疲劳有关。长期黑眼圈可能与内分泌及代谢障碍、肾上腺皮质功能紊乱、心血管病变、肾炎和微循环障碍、慢性消耗性疾病等病理因素有关。

【砭石疗法】

处方：攒竹、丝竹空、太阳、四白、睛明（图6-47，6-48）。

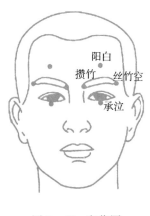 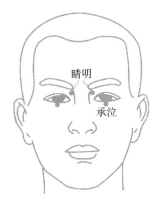

图6-47　穴位图　　　　　　　　图6-48　穴位图

随证加减：承泣、肝俞、肾俞。

技法：以砭锥点刺诸穴，以温凉砭板交替置于眼部诸穴，以补气散瘀。长期佩戴砭石腰带以对肝俞、肾俞施感法，有较好的疗效。

【注意事项】

（1）注意休息，劳逸结合，尽量不熬夜。

（2）少吃刺激性食物。

（3）长期黑眼圈，形体消瘦，要全身检查。

十三、眼袋

【概述】

由于眼睑皮肤很薄，皮下组织薄而松弛，很容易发生水肿现象，从而产生眼袋；或眼轮匝肌过于肥厚，以及眶隔内脂肪球堆集，致使眼睑下垂，局部隆起如袋状，中医称"胞虚如球"。眼袋多发生在下眼睑，常见于中老年人，男女均可发生。少数人是由于先天性的家族因素而存在，与遗传有关。

【临床表现】

（1）眼睑皮肤松弛下垂，局部隆起如袋状。

（2）多发生在下眼睑。

（3）本病多见于中老年人。

【病因病机】

中医学认为，脾肾虚衰，气血两亏，气血不能上行于面而发病；或心脾两虚，思虑过度，气血运行无力，致眼睑虚肿；或因脾失健运，水湿内停，阻于脉络而为本病。

【辨证】

1. 脾虚气弱　胞睑虚肿，时发时止，目困不欲睁眼，神疲倦怠，四肢沉重，食少便溏，白带量多。舌淡苔白，脉弱。

2. **心脾两虚** 胞睑郁胀，目暗无神，失眠，心悸，健忘，舌淡红，苔薄白，脉细无力。

【砭石疗法】

处方：攒竹、丝竹空、阳白、承泣、三阴交及眼袋局部皮肤。

随证加减：肾虚加肾俞，益肾固本；脾虚气弱加足三里，健运脾胃、补气养血；另加督脉百会穴升提阳气。

技法：置砭板于眼袋部用感法，或用砭板围绕眼部诸穴用摩法，手法轻柔。眼部诸穴以砭锥点、摩，其余穴位可用擦法、刮法。

【注意事项】

（1）保证充足的睡眠时间。

（2）适当增加运动，促进水液代谢及血液循环。

（3）限制水、盐摄入，养成健康合理的饮食习惯。

（4）注意全身情况，对因治疗。

（5）如系生理性，则无需治疗。

十四、斑秃

【概述】

斑秃属中医"油风脱发"，又叫"鬼舔头""鬼剃头"，是一种突然发生的局限性斑块脱发，患处皮肤正常，无明显自觉症状的疾病。可发生于任何年龄，但以青壮年居多。

【临床表现】

（1）一般无自觉症状，常骤然发病，在无意中发现。

（2）首先在头部某处出现一个或数个圆形或椭圆形、边界清楚的脱发斑，表面光滑，直径1~5cm。若反复发作，则边长边脱，脱发区逐渐扩大，相互融合，皮损可扩展至直径 10cm 左右。脱发区愈广泛，再脱发机会愈多，而再生机会愈少，严重者可头发全部脱落成全秃。

（3）30% 患者可自愈，大多数可治愈，少数患者反复发作。

【病因病机】

中医学认为，本病与情志内伤、气血不足及脏腑功能失调等诸多因素有关。

现代医学对于本病的发病原因尚未完全明确，通常认为与自身免疫、精神因素、遗传、内分泌失调有关。

【辨证】

1. 气血两虚 多于病后、产后、疮后脱发，范围由小而大，数目由少而多，呈渐进性加重。脱发区能见到散在的、参差不齐的残余头发，但轻轻触摸就会脱落。伴有唇白，心悸，气短语微，头昏，嗜睡，倦怠无力，舌淡，苔薄白。

2. 血热生风 脱发时间较短，轻度瘙痒，伴头晕眼花，失眠，舌淡苔薄。

3. 瘀血阻络 病程较长，或兼见头痛、胸胁疼痛，病变处可有外伤史，夜难安眠，舌有斑点。

4. 肝肾不足 病程日久，甚至全秃，兼见头晕目眩，耳鸣，失眠，舌淡红，少苔。

【砭石疗法】

处方：百会、通天、大椎、肝俞、肾俞及脱发区（图 6-49）。

随证加减：气血两虚加气海、血海、足三里，以补气养血；肝肾不足加命门、太溪，以补益肝肾；血热生风加风池、曲池，以祛风泄热；瘀血阻络加膈俞、太冲，以活血祛瘀。

技法：循经络皮部，头颈部百会、头维、风池、阿是穴（脱发区），以砭砧、砭板擦刮、点刺诸穴。

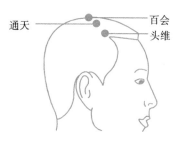

图 6 - 49　穴位图

砭石温灸器灸治神阙、气海、血海、肝俞、肾俞、大椎，疗效较好。温凉砭置于背部腧穴，或用砭砧轻擦脱发区。戴砭石帽对百会及阿是穴（脱发区）长期施用感法，疗效较好。

【注意事项】

（1）注意劳逸结合，生活要有规律，避免过度紧张。

（2）多吃高蛋白及含丰富维生素 B 族的食物。

（3）晚上不要饮浓茶、咖啡等令人兴奋的饮料，以免影响睡眠。

（4）经常进行头部保健按摩。

十五、肥胖症

【概述】

人体内的脂肪过多堆积，体重超过正常人标准体重的20%，即为肥胖症。肥胖症可发生于任何年龄，常见于 40 岁以上的成人。随着生活水平的提高，近年来体重超标的人日趋增多，尤其是小儿发病尤为显著。肥胖症可分为单纯性肥胖和继发性肥胖，前者多与家族肥胖史或过食肥甘厚腻有关，后者多因内分泌紊乱或其他疾病所致。肥胖症与脑血管疾病、心血管疾病、高血压病、动脉血管硬化、糖尿病等密切相关。小儿肥胖症还可对大脑的发育产生影响。因此，无论何种类型的肥胖症都应予以积极治疗。

【临床表现】

（1）轻度肥胖常无明显症状。

（2）中重度肥胖者，常畏寒、多汗、疲乏、气短、气促、头晕、头痛、心悸、腹胀、下肢浮肿、腰膝酸痛，女性常伴月经不调、闭经、不孕，男性可出现阳痿等。

（3）40岁以上者较多见。

【病因病机】

中医学认为，本病与过食肥甘、脾胃虚弱有关，过食肥甘、膏粱厚味之品，化为膏脂，蓄积而为肥胖，脾虚不能运化水湿，而致水湿内停，溢于肌肤，加重肥胖。久卧久坐，气机郁滞，也可使水谷精微失于疏布，化为膏脂、水湿，导致肥胖。

现代医学认为，单纯性肥胖的发生主要与遗传、饮食、环境、运动、精神、生理等方面因素有关。

【辨证】

1. 痰湿阻滞　肥胖，身胖体重者，平素喜食肥甘厚味，或过饮酒酪奶浆，常感头昏胸闷，神疲乏力，脘腹胀满，恶心痰多，嗜睡口淡。舌质淡红，苔白滑或腻。

2. 气滞血瘀　肥胖，伴面暗唇绀，胸闷气短，腹部胀满，嗜卧，记忆力减退，皮肤可见瘀斑，妇女经行不畅或闭经、痛经。舌质紫暗，苔薄或滑腻。

3. 肺脾两虚　肥胖，伴头晕目眩，少气懒言，胸闷气促，腹胀满，自汗心悸，下肢浮肿，神疲嗜卧，便溏，妇女带下清稀量少。舌质淡胖，苔薄或白腻。

4. 脾肾两虚　肥胖，伴神倦嗜卧，呼吸气短，动则喘气怔忡，腰膝酸软，形寒肢冷，下肢浮肿，夜尿频，便溏，性欲减退。舌质淡胖，苔薄白或滑腻。

【砭石疗法】

处方：曲池、天枢、阴陵泉、丰隆、太冲。

随证加减：胃火亢盛者加合谷、内庭，脾虚湿盛者加三阴交、太白，肺脾气虚者加太渊、足三里、肺俞、脾俞，肾虚加气海、肾俞、太溪。

技法：用砭尺拍打肥胖部位，或沿足阳明胃经和足太阴脾经逆经拍打以疏经消脂，用砭板刺、擦、刮诸穴，戴泗滨砭石佩于中脘行感法，效佳。

【注意事项】

（1）改变不合理的膳食结构、进食习惯，以控制过多的热量摄入。晚餐宜少食，多食纤维性、富有维生素的蔬菜瓜果。如多食黄瓜、南瓜、冬瓜、绿豆芽等。

（2）加强体育锻炼，运动量可由小到大，循序而进，以不产生不良反应为宜。

（3）生活要有规律，饭后散步，早睡早起。

（4）治疗原发疾病，消除肥胖诱因。

十六、女性丰乳

【概述】

女性乳房发育成熟后的大小，决定着青春期女子特有的胸部曲线。一般而言，女性从 11～12 岁起，乳房开始凸起，耸出胸部。15～16 岁后，女性乳房便逐渐发育成熟，更加丰满，在挺起胸膛时展现着女性成熟之美。影响乳房发育的主要因素是雌激素。

【临床表现】

若乳房发育不良，则瘦小平坦，弹性较差。

【病因病机】

中医学认为，女性乳房与肝、肾、胃三经最为密切，其次是冲任二脉。若肝肾亏虚，胃气不足，冲任失调，则女性青春期乳房发育迟缓，瘦小平坦，弹性较差。

现代医学认为，女性乳房大小与遗传、后天营养以及体内激素水平有关。

【砭石疗法】

处方：乳周四穴、足三里、三阴交、太冲、膻中（图6-50）。

随证加减：纳差加中脘，月经不调加肾俞、命门。

技法：用砭椎或砭板刺、擦、刮诸穴，或使用特制砭石胸罩对乳周四穴、膻中施感法，或佩戴泗滨砭石，于膻中穴处行感法。

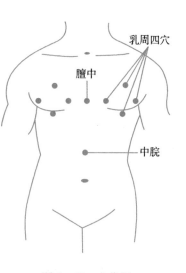

图6-50　穴位图

【注意事项】

（1）手法操作前须解除胸罩或脱去内衣，可取仰卧位或坐位。

（2）按摩前可在乳房部涂上护肤霜、营养乳液。

（3）保持情绪稳定乐观。

（4）加强形体锻炼，坚持做胸部健美操。

（5）适当增加营养。

（6）佩戴合适胸罩。

参考文献

1. 孟竞璧，孟子敬．砭石学［M］．北京：中医古籍出版社，2007.

2. 耿乃光．新砭石疗法（修订本）［M］．北京：学苑出版社，2006.

3. 刘小源，徐莉亚，王新民．砭石疗法与养生美容［M］．北京：中国工人出版社，2006.

4. 庄礼兴．中医美容健身［M］．广州：广东旅游出版社，2002.

5. 林俊华．临床中医美容学［M］．北京：中国医药科技出版社，2004.

6. 刘兰林，柴雁．中医美容驻颜点津［M］．上海：同济大学出版社，2005.

7. 张秀勤，王振山．全息经络刮痧美容：21世纪中医美容精粹［M］．北京：人民军医出版社，2005.

8. 高学敏，党毅．中医美容学［M］．北京：中国科学技术出版社，2000.